- ☐ 歯をみがいたあと血がまじる
- ☐ 朝起きたときに口がネバネバする

当てはまるもの ☐ つ

🦷 歯ならび、かみあわせの状態

- ☐ 下の前歯が上の前歯より前に出ている
- ☐ 歯ならびにでこぼこやすきまがある
- ☐ おく歯をかみあわせたときに上下の前歯にすきまができる
- ☐ おく歯をかみあわせたときに上の歯が下の歯に深くかぶさっている
- ☐ あごにいたみがある
- ☐ 歯ぎしりするくせがある
- ☐ 学校の健診などで「反対咬合」「開咬」などと言われた

当てはまるもの ☐ つ

JN200394

気になるところはどこでしょうか？　自分で丸をつけるか、色をぬってみましょう。

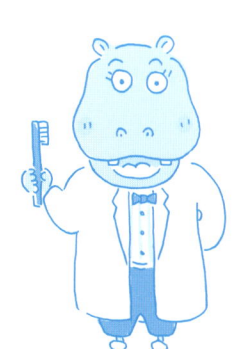

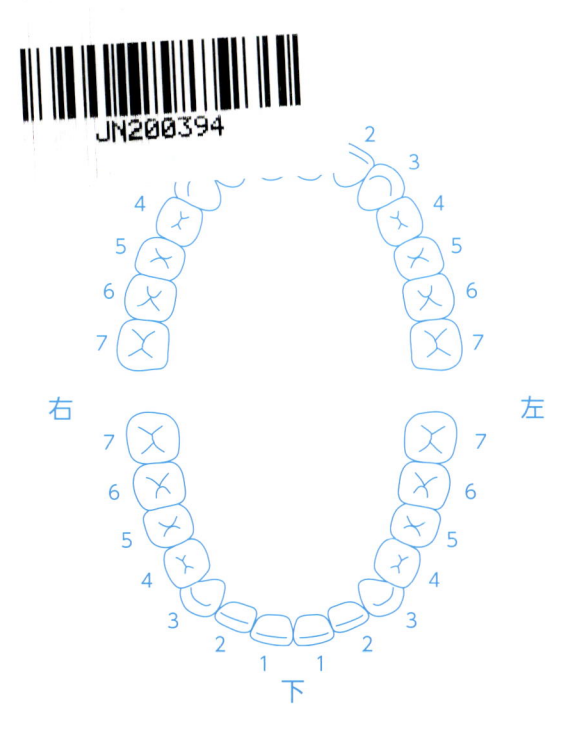

教えて歯医者さん！

調べて守る歯の話②

むし歯や矯正の治療

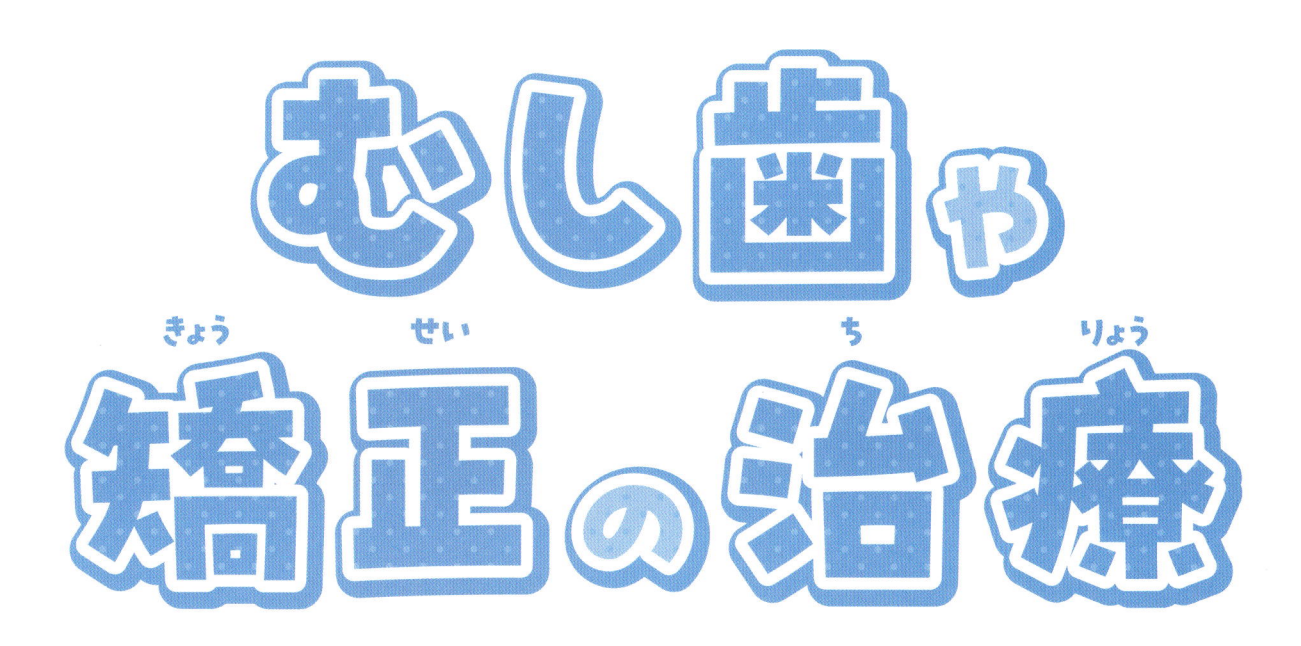

監修 桜堤あみの歯科
網野重人（小児歯科専門医）
原田奈名子

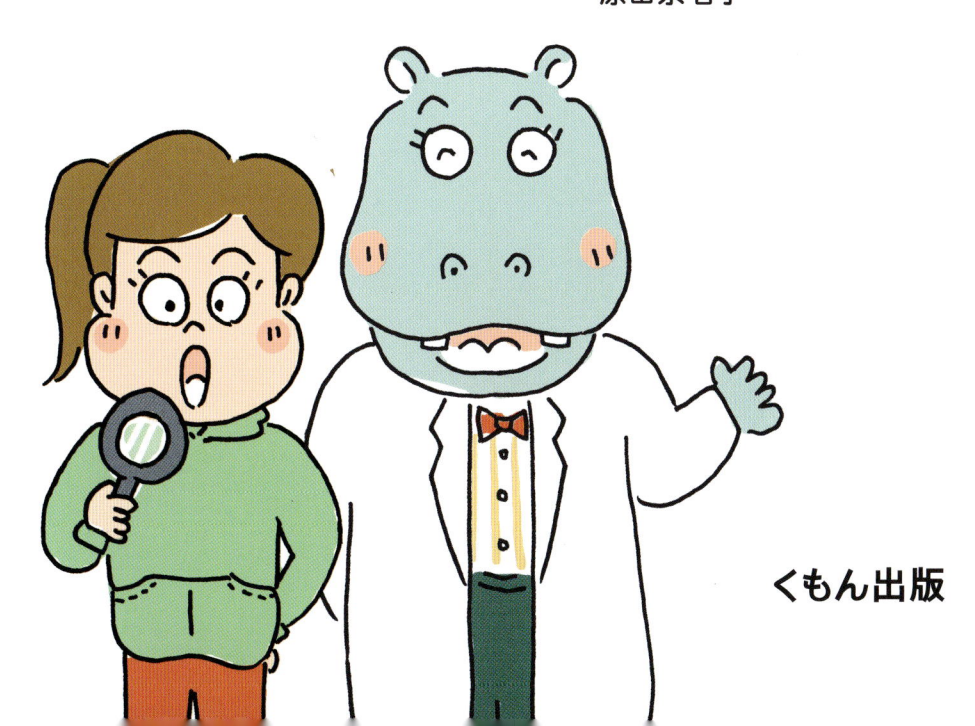

くもん出版

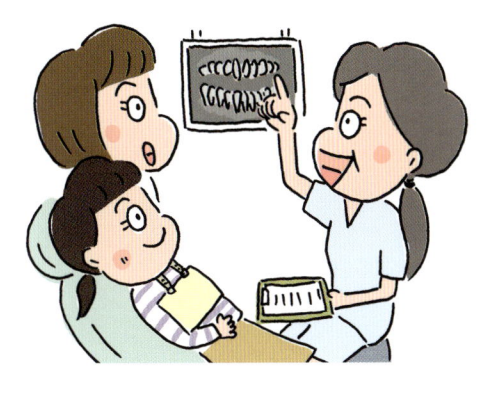

わたしたちといっしょに歯について学ぼう！

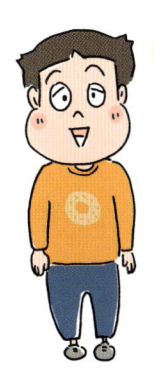

ケンマ（小6）

食べることが大好き。とくにおかしが好き。

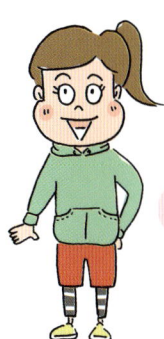

キラリ（小5）

ケンマの妹。空手に夢中。

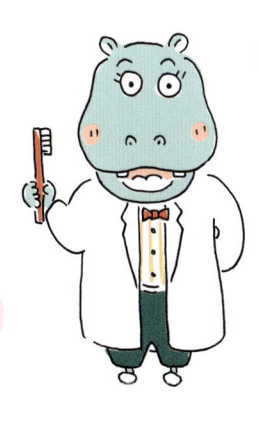

先生

りっぱな歯をもち、歯のことならなんでも教えてくれる。

　わたしが歯医者をめざしたきっかけは、子どものころに経験した、むし歯とのつらく長い戦いにあります。共ばたらきの両親にかわり、わたしの面倒を見てくれたのは祖母でした。祖母からかわいがられて育ったわたしは、あまいおかしを好きなだけ食べ、歯みがきをしない日々を送るうちに、気づけばむし歯だらけになっていました。当時は、むし歯を予防するという考えかたや、予防するための習慣というものがあまりなかったので、子どものむし歯がとても多い時代でした。歯科医院の数もいまほど多くなく、いちばん近くの歯科医院まではバスで通っていました。そのような状況ですから、歯科医院はいつも多くの人でいっぱいで、治療に通うのも一苦労でした。このような自分の経験を通して、将来は、むし歯で苦しむ人や、子どもの気持ちによりそえる歯医者になりたいと思ったのです。

　第2巻では、むし歯の治療と矯正について学びます。みなさんは、自分の口のなかのことをわかっていますか？　お口の健康は体全体の健康につながります。むし歯や歯ぐきの病気があると、食べものが食べにくくなったり、状況によっては食べられなくなったりします。そうなると、必要な栄養をとることができなくなり、健康をたもつことがむずかしくなってしまいます。また、歯ならびも口の病気をふせぐのに、とても重要です。自分の口の状態を知ることは、健康でいるためにとても大切なことなのです。

網野重人

いまの自分の歯の状態を知ろう

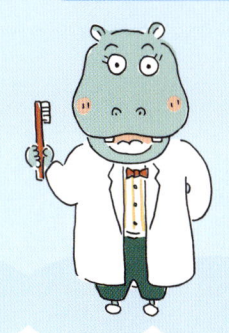

歯の健康をまもるために、まずは自分の歯のことについてしっかりと知ることからはじめてみましょう。この本の表紙の裏のチェックリストを見ながら、当てはまるものに☑を入れてください。それぞれいくつの項目が当てはまったでしょうか？

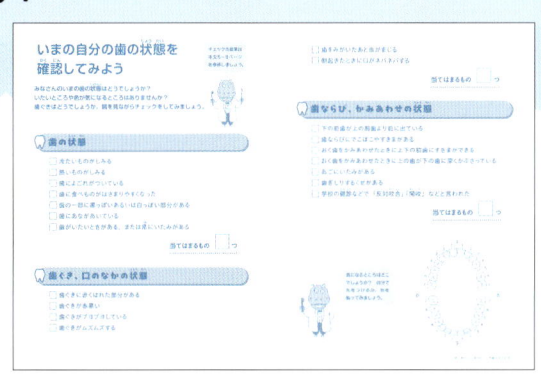

**/ 表紙の裏でチェックしよう！ **

チェックリストで何がわかる？

歯の状態（☑が4つ以上なら要注意！）

　毎日の歯みがきの時間に、歯の状態をチェックしましょう。いちどむし歯になってしまうと、しぜんになおることはないため、できるだけ早く治療を受けることが大事です。もし、むし歯になる一歩手前の状態であれば、歯のよごれをしっかりとるなどのケアで、健康な状態をとりもどすことができます。

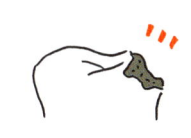

むし歯になる前に……

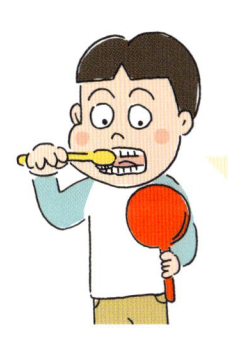

しっかり歯をみがこう！

歯ぐき、口のなかの状態（☑が3つ以上なら要注意！）

　健康な歯ぐきは、歯の根もとにぴったりとくっつき、菌が体のなかに入らないようにはたらきます。しかし、歯肉炎や歯周病などで炎症が起きると、歯と歯ぐきのあいだからかんたんに菌が入りこんでしまうのです。悪化すると歯がぬけ落ちることも……。歯ぐきの状態を知り、口のなかの健康について考えることが、とても大切なのです。

歯ならび、かみあわせの状態（☑が3つ以上なら要注意！）

　歯ならびやかみあわせがよくないと、さまざまな体の不調につながります。もし大きく乱れている場合は、歯科医院でみてもらいましょう。歯ならびやかみあわせが影響して、正しく歯みがきできないという人は気をつけて。とりきれないよごれが、むし歯や歯周病などの原因となってしまいます。少しでも違和感があれば、歯科医院に行きましょう。

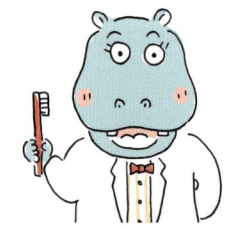

自分で歯の健康をまもろう

チェックリストで口のなかの状態を知ったら、毎日のケアで健康をまもりましょう。どんなことに気をつければよいか、さらにくわしく見てみましょう！

むし歯になっていないかな？

歯のいたみやしみる感覚に注意

歯の表面は、かたいエナメル質でおおわれているため、健康な状態であれば、外からの刺激が内部の神経にまでとどくことはありません。もし、歯にズキンといたみを感じたり、キーンとしみたりしたら、歯の表面が酸でとけて、内部の組織があらわになっているかもしれません。

その状態のまま放っておくと、むし歯が進行し、歯の大部分がとけてしまいます。歯根までむし歯菌におかされると、はげしいいたみにおそわれます。

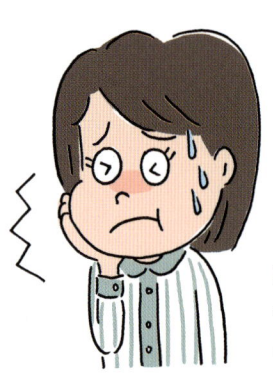

歯がキーンとしみる場合、むし歯が進行している可能性が高い。

歯の見た目をよく観察しよう

歯の表面の色は、状態を知るための大事なヒントになります。むし歯になると色が少しずつ変化するためです。初期のむし歯になると、白っぽい色になります。この段階であれば、歯みがきをしっかりおこなうことでむし歯の進行を止めることができます。表面のエナメル質がとけると黄色っぽい色になり、さらにむし歯が進行して象牙質までとけると、茶色っぽい色になります。むし歯が歯の神経に達すると、黒に近い色になっていきます。

歯の色の変化

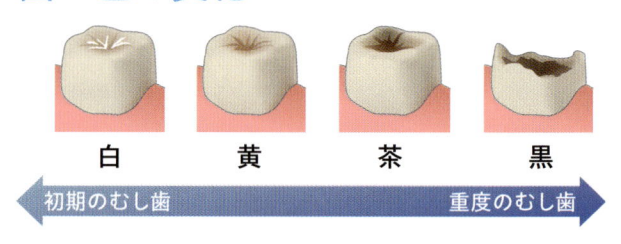

| 白 | 黄 | 茶 | 黒 |

← 初期のむし歯　　　　　　重度のむし歯 →

歯肉炎や歯周病に気をつけよう！

日常生活のなかで歯ぐきをチェック！

　歯みがきをしていて、出血することはありませんか？ とくに強いいたみがなくても、放っておいてはいけません。歯ぐきからの出血は、歯肉炎といって、歯ぐきが炎症を起こしているサインなのです。炎症がつづくと、歯ぐきが赤くはれたりうみが出たりすることもあります。

　さらに症状が進むと、歯周病という病気になるおそれがあります。朝起きたときに、口のなかがネバネバしたら、口のなかでむし歯菌や歯周病菌がふえているかもしれません。

　また、歯ぐきがムズムズとかゆい感じがした場合も要注意。歯周病の初期症状の可能性

があります。日ごろから歯ぐきの状態を意識するように心がけましょう。

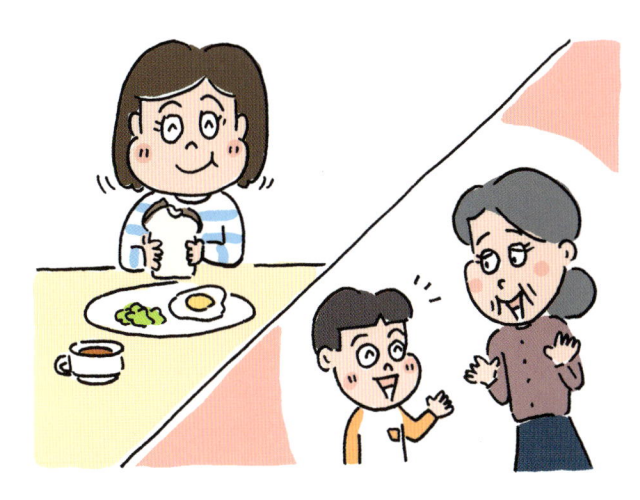

歯ぐきを健康にたもつことは、おいしくものを食べたり健康でいたりすることにつながる。

歯ぐきをさわってたしかめてみよう

　歯ぐきの炎症に早めに気づいて、歯みがきで歯のよごれをしっかりとることで、歯周病をふせぐことができます。もし歯ぐきをさわってみて、ブヨブヨとした感じがしたら、歯ぐきがはれている状態です。歯ブラシを強い力で当てると、いたみの原因になるので、やさしくマッサージするようなイメージでみがきましょう。とくに、歯と歯ぐきのあいだの部分にブラシを当てて、ていねいによごれ

を落とすことが大切です。もしはれや出血がつづくようなら歯科医院にかかりましょう。

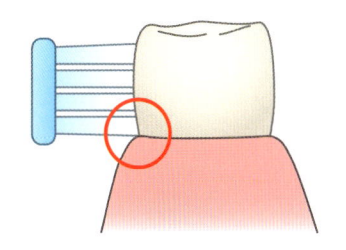

歯と歯ぐきのあいだに、しっかりと歯ブラシを当てることが大切。

歯ならびやかみあわせはだいじょうぶ？

鏡を見ながら歯ならびをチェック

歯ならびやかみあわせも、口の健康にかかわる大事なポイントです。とくに永久歯へのはえかわりがはじまったら意識してみましょう。自分の歯をチェックするときは、正面からだけでなく、横からのはえかたにも注目してみてください。顔の中心と歯の中心があっているか、上または下の前歯がとび出していないかなどを確認してみましょう。また、歯と歯のあいだに大きなすきまがあいている場合や、高さに差がありでこぼこしている場合は、よごれがたまりやすいので、歯みがきのときに時間をかけてみがきましょう。口を大きく開いて、歯の裏側までのぞいてみると歯ならびをさらにしっかりと確認できます。

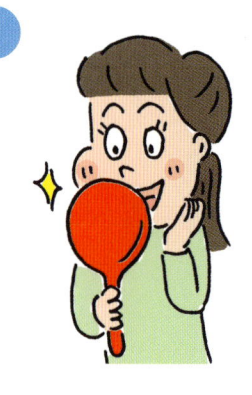

鏡でチェックするポイント

- [ ] 正面や横から見る。
- [ ] 顔の中心と歯の中心があっているか。
- [ ] 上下でとび出している前歯はないか。
- [ ] 歯にすきまはないか。

こんな場合は歯科医院で相談してみよう

自分の歯ならびに気になるところがある、あごにいたみがある、歯ならびの影響でうまく歯をみがけないなど、歯ならびやかみあわせになやむ場合は、歯科医院で相談してみましょう。歯ならびやかみあわせは、生まれつきの骨格や生活習慣などとむすびついていることが多く、歯医者とよく相談して矯正治療をはじめたほうがよい場合もあるからです。とくに、学校の健診で「反対咬合」「開咬」などと言われたら、歯科医院でみてもらうと安心です。

また、歯ぎしりをするくせがある人は、歯やあごに負担がかかっているおそれがあります。

歯科医院で歯の状態をみてもらったり、必要であればマウスピースをつけて負担をやわらげたりする必要があります。

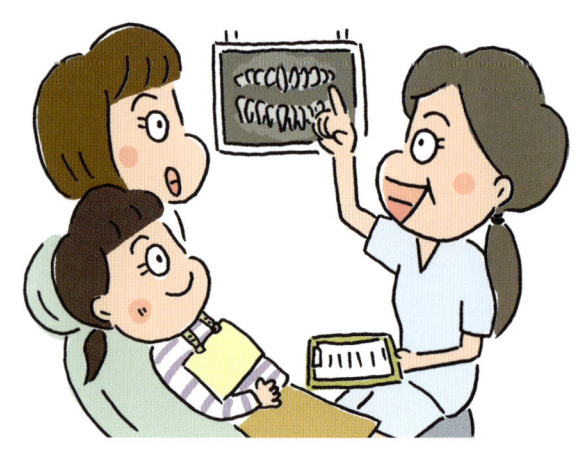

気になる人は歯医者に相談してみよう。

第1章 歯の病気の治療法

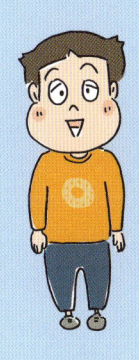

歯の治療って歯をけずってつめものを入れるんでしょ？ 歯医者さんに行ってるからもちろん知っているよ！

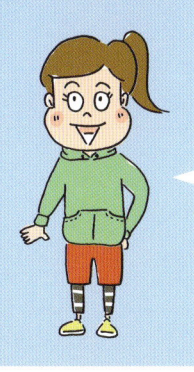

もっと悪くなったら歯をぬくって聞いたけど……。

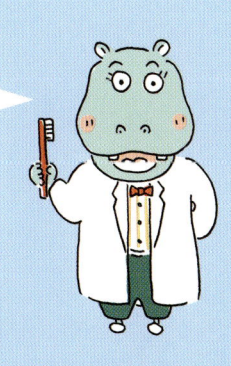

そうです。むし歯の治療は初期と重度の場合で治療のしかたが変わってきますよ。また、歯科医院ではむし歯治療だけでなく、歯周病の治療やむし歯予防などもおこなっています。具体的に何をおこなうかについてこの章で見ていきましょう。

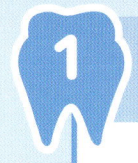

1 歯の治療のしかた①

歯の状態を確認するX線検査

はじめて行った歯科医院では、かならずといっていいほどX線写真（レントゲン）をとります。これはなぜなのでしょうか?

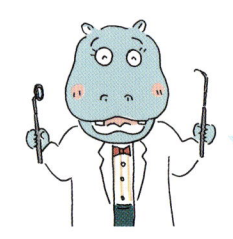

口のなかの状態を確認しないと、正しい治療ができません。そのために、レントゲンが欠かせないのです。

どんなことがわかるんですか? 先生教えてください!

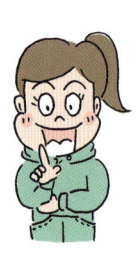

X線検査で何がわかる?

歯の治療の前には、かならずX線写真で歯や歯のまわりを撮影します。X線写真では、目で見ただけではわからない、歯の内部や歯肉（歯のまわりの歯ぐき）のなかの状態を知ることができるからです。

X線写真には、歯肉や舌などは黒くなって写りません。しかし、歯や骨、金属などのかたいものは白く写り、かたくなればなるほど、より白く写ります。この特徴を使って、口のなかの状態を確認します。

レントゲンの種類①
デンタルX線（口内法）

数本の歯を、1枚のフィルムに写す方法です。フィルムを口のなかに入れ、外からX線を当てて撮影します。

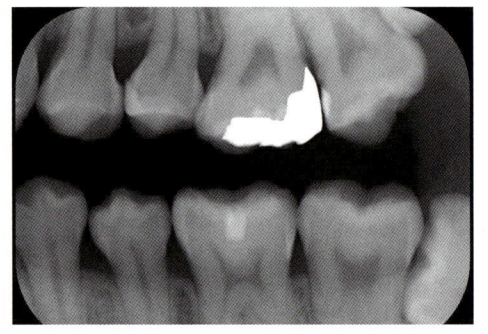

X線を当てて撮影した歯の様子。

資料提供：鹿児島大学病院矯正歯科

デンタルX線でわかること

● **むし歯**
→歯と歯のあいだなど、見つけにくいむし歯を発見することができる。

● **治療したあとの状態**
→治療したあとの、歯の内部の状態を確認できる。

● **歯にかかっている負担**
→歯に強い力がかかっていないかどうかを確認できる。

レントゲンの種類②
パノラマX線（口外法）

X線の装置が頭のまわりを回り、あご全体を撮影する方法です。上下のすべての歯を写すことができます。

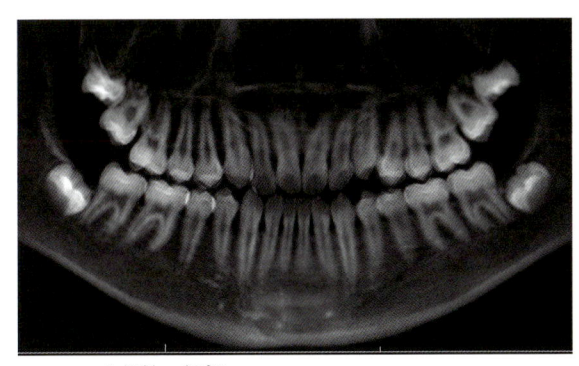

パノラマX線で撮影した歯の様子。

パノラマX線でわかること

● あごの骨の状態
→あごの骨に影響が出る、歯周病などの状態を確認できる。

● かみぐせ
→左右のあごの関節を見くらべ、かたよったかみかたのくせがないかをチェックできる。

● 口のまわりの病気
→骨のなかや骨まわりに病気がないかを確認できる。

よりくわしい検査方法

デンタルX線やパノラマX線では、歯のなかや骨の状態を確認することはできますが、血管や神経の状態を確認することはできません。そのため、インプラント治療（→21ページ参照）をはじめとした、神経や血管の位置を確認しながらおこなう必要のある治療では、歯科用のCT装置で撮影します。

「CBCT」という歯科用CTでは、頭の内部をさまざまな方向から立体的に見ることができるため、血管・神経の位置や状態、病気の部分の大きさなどを調べることができます。

また、歯の矯正のときには、頭の位置を固定して撮影する「セファログラム」というX線で、歯の変化を確認します。

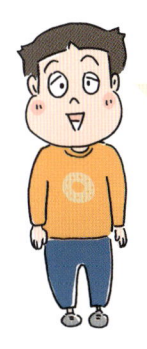

白黒の写真で、いろいろなことがわかるんだな。

気づかないうちに病気になっていても見つけてもらえるんだね！

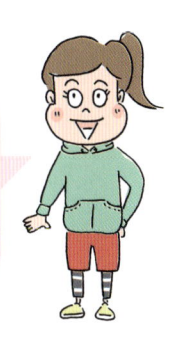

クイズ

どんな撮影の方法があるかな？

デンタルX線とパノラマX線、あご全体を撮影したいときに使うX線の撮影方法は、どっちかな？

（→答えは28ページ）

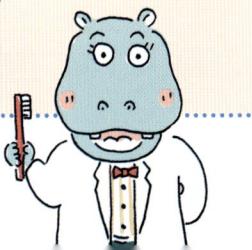

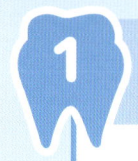

1 歯の治療のしかた②

初期〜中等度のむし歯の治療法

むし歯は、進行の段階によりさまざまな治療法があります。いたみが出ていないていどのむし歯は、どのように治療するのでしょうか。

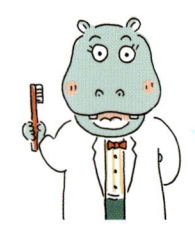

むし歯には、いくつかの段階があります。あまり進行していないうちに見つけられれば、治療もかんたんになります。

早めに見つけて、しっかりなおしたいですね！

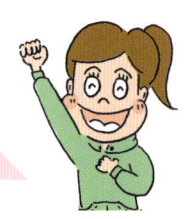

初期〜中等度（C1〜C2）のむし歯治療

むし歯（う蝕）とは、むし歯の原因となる菌によって、歯がとけていく病気です。むし歯にはいくつかの段階があり、歯の表面の部分（エナメル質）だけにあながあいているのであれば「初期（C1）」、その下の象牙質まで進んでいれば「中等度（C2）」と診断されます。初期であればほぼ無症状で、中等度でも少ししみるていどです。初期〜中等度のむし歯は、むし歯になっている部分をけずり、つめものを入れる方法で治療します。

治療方法①
直接修復（コンポジットレジン修復）

むし歯になっている部分をけずり、「コンポジットレジン」という歯科用のプラスチックでつめものをします。初期のむし歯の治療としておこなわれます。

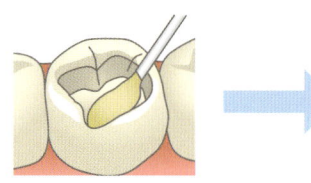

①むし歯をけずったあなに、コンポジットレジンをつめる。

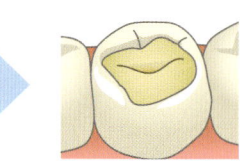

②つめものを歯の形にあわせて整え、全体をみがく。

◯ メリット

- 1〜2回の治療で仕上がる。
- 歯をけずる量が少なくてすむ。
- 白色なので、つめものの色がめだちにくい。

✕ デメリット

- 時間がたつと変色する。
- 長期間たつと、欠けたりわれたりすることがある。
- むし歯の部分によっては治療ができない場合もある。

治療方法② 間接修復（インレー修復）

むし歯の部分をけずって型をとり、金属などでつくったつめもの（インレー）を装着します。中等度のむし歯や、範囲の広いむし歯の治療としておこなわれます。

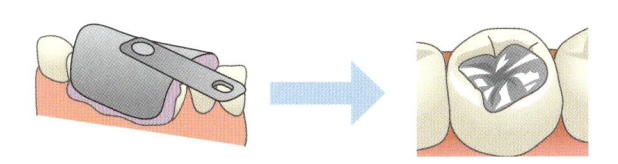

①型どりをして歯の形にあう銀歯をつくる。

②銀歯を歯科用のセメントで装着する。

⭕ メリット

● もとの歯に近い状態の形にできる。
● インレーの材質を選べる。

❌ デメリット

● 直接修復にくらべ、歯を大きくけずる必要がある。
● 治療に時間がかかるため、何回か通院する必要がある。

🪥 けずらないむし歯治療

ここで紹介した2つの治療法は、いずれも歯をけずる治療法です。しかしその場合には、歯の健康な部分までけずる必要があったり、けずったところがむし歯になりやすかったりといったデメリットがあります。そのため、歯医者は、患者の歯にできるだけ負担をかけない方法を選び、治療をします。

たとえば、エナメル質がとけ出しはじめたていどの、ごく初期のむし歯であれば、歯みがきなどで歯のよごれを落とし、フッ素をぬるといった、予防処置をします。また、はえかわりが近い乳歯がむし歯になった場合にも、けずる治療はせず、むし歯が進行しないよう確認しつづけるだけにとどめます。

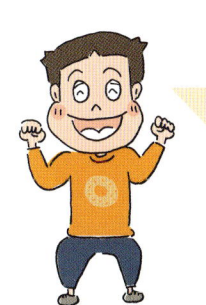

むし歯になってもけずらなくていいなんて、うれしいなぁ。

クイズ

この治療はどっちかな？

A：コンポジットレジン修復とインレー修復、早く治療が終わるのはどっちかな？

B：つめものの材質を選べるのはどっち？

（→答えは28ページ）

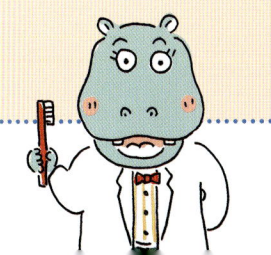

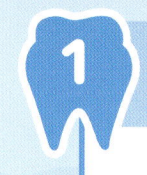

重度のむし歯の治療法

むし歯が進行すると、ズキズキといたむようになります。このような場合には、どういった治療をおこなうのでしょうか。

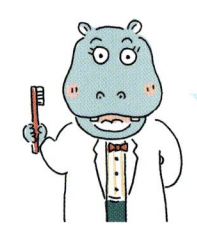

いたみがあるむし歯は、歯の神経がむし歯菌に感染してしまっている状態です。なので、神経をとりのぞく必要があります。

し、神経をとるのですか!? それってどんな感じなんでしょう?

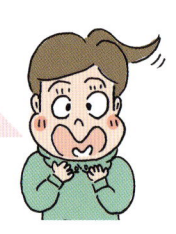

歯の神経をぬく治療

むし歯が進行し、歯のなかにある神経（歯ずい）にまで達すると、歯ずいが炎症を起こし、いたみを感じるようになります。これは重度のむし歯と診断され、放っておくと、いたみがおさまらないだけでなく、歯の下にある骨にまで影響が出てしまいます。

そのため、感染した歯ずいをとりのぞいたり（抜ずい）、歯ずいのまわりにある感染した象牙質をけずったりする治療をおこないます。

このような歯の神経の治療のことを、「根管治療」といいます。「神経をぬく」などと表現されることが多いです。

根管治療の流れを知ろう

表面のむし歯をけずったあとで、根管（歯の根にある、神経や血管が通る管）から歯ずいや細菌をとりのぞき、ふたたび感染をふせぐために根管をとじる方法です。

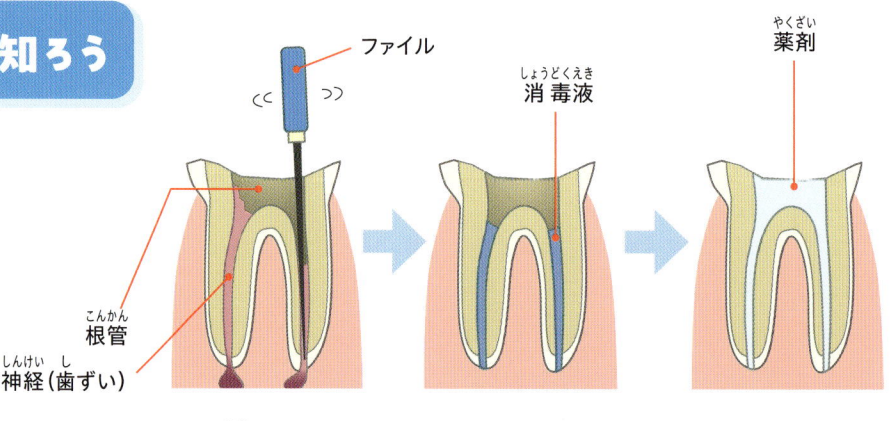

①細い針のような器具（ファイル）で、細菌が広がった神経や象牙質をとりのぞく。

②歯のなかに消毒液を入れて消毒する。完全に消毒できるまでくりかえす。

③細菌が入らないように、神経があった部分に薬剤を入れてとじる。

人工の歯でよみがえらせる

むし歯が進行していて、けずる部分が多い場合、治療であいたあなに金属などの材料をつめ、土台をつくり、その上に人工の歯（歯冠）をかぶせて歯の全体をおおいます。

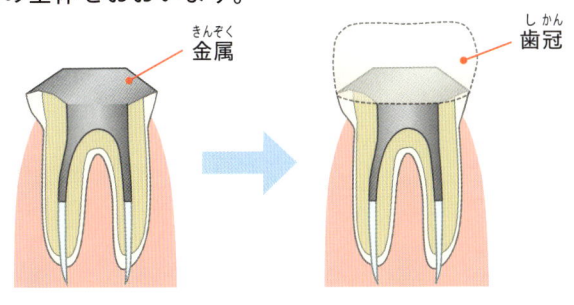

①土台の部分をつくる。　　②人工の歯をかぶせる。

歯冠の素材の種類

金属

→強度がある。銀であれば保険が適用されるので、治療費が安くすむ。

レジン

→ほかの歯とにた色あいにできるが、長期間使うと色が変化しやすい。

セラミック

→レジンのようにほかの歯と見わけがつかず、強度がある。治療費は高価。

ラバーダムで雑菌をふせぐ治療

根管治療は、再発の多い治療法ともいわれています。これは、歯ずいなどをとりのぞいた歯の内部に、雑菌を入れないことがとてもむずかしいためです。

雑菌が入りこむ原因となるのは、だ液（つば）です。根管治療のときには、「ラバーダム」というゴム製のシートを使うことがあります。

治療する歯以外の部分をラバーダムでおおうことで、だ液が治療中の歯につかないようにするのです。

またラバーダムは、けずった歯のかけらや治療で使う薬品や器具を、飲みこんでしまうのをふせぐ役割もあります。

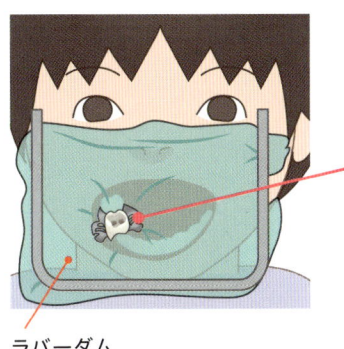

ラバーダム

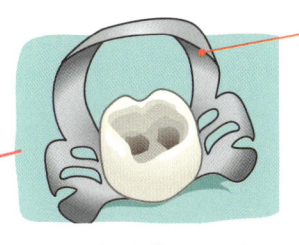

クランプ（歯に引っかける器具）

ラバーダムを使うと、むし歯の再発のリスクをおさえることができる。

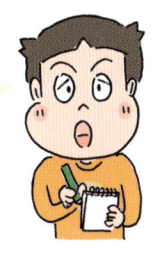

歯のなかの神経までむし歯菌に感染するなんて、びっくり。歯みがきはしっかりしないとね！

クイズ

重いむし歯はどう治療するの？

ズキズキといたむようなむし歯の治療では、歯のなかの何をとりのぞく必要があるのかな？

（→答えは28ページ）

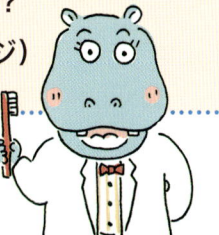

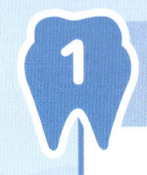

1 歯の治療のしかた④

歯をぬく治療

むし歯が進行すると、まわりの歯や骨にまで影響が出ることもあり、それをふせぐために、歯をぬくことがあります。

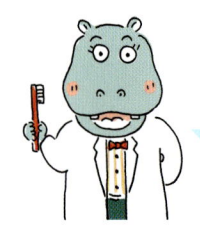

ぬくことが多いのは、末期のむし歯や、はえかたが正しくない親知らずなどです。ほかの治療法ではうまくいかない場合におこないますよ。

歯はぬきたくないけれど、手順は知っておきたいです！

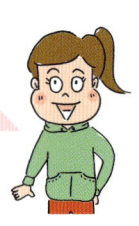

末期のむし歯の治療

歯肉から出ている歯の部分（歯冠）がすべてとけていたり、細菌の感染が歯の根もとまで広がっていたりするむし歯は、「末期」と診断されます。この場合、歯肉がはれてしまい、うみが出たりするようにもなります。

このような状態では、歯を残す治療はむずかしいため、歯をぬく「抜歯」をおこないます。歯と歯肉のあいだに器具を入れ、歯肉につながる部分を切り、歯をぬきとるのです。歯が大きくわれた場合も抜歯をおこないます。

抜歯の手順①
歯を脱臼させる

歯と歯肉のあいだに探針を入れ、歯のまわりの靭帯という部分を切ります。その後、ヘーベルという器具で歯を骨からはなします。

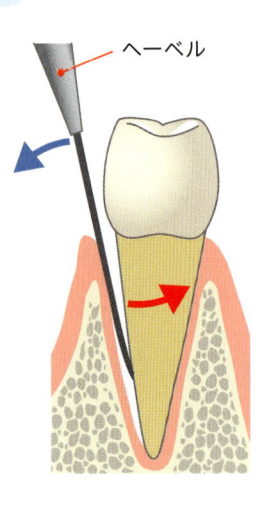

ヘーベル

使う道具

● 探針→先がとがった針のような器具。抜歯では歯の靭帯を切るのに用いるが、歯のよごれをとったり、むし歯のあなの大きさをはかったりと、多くの用途に使える。

● ヘーベル→マイナスドライバーにた形の器具。てこの原理によって、骨から歯をはなすために使う。

抜歯の手順② 歯をとりのぞく

骨からはなした歯を「かんし」という専用の器具ではさみ、引きぬきます。抜歯したところにうみがある場合には、「えいひ」という器具を使ってかきだし、きれいにします。

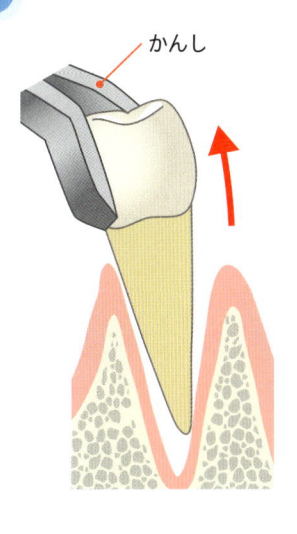

かんし

使う道具

● **かんし**→ペンチににた器具。抜歯では、歯冠部分をはさみ、引きぬくのに使う。
● **えいひ**→先端が小さなスプーン状になった、耳かきににた器具。抜歯をしたあとのあなにある、異物などをかきとるのに使う。

🏳 抜歯で使う麻酔はどんなもの?

抜歯のときには、いたみが出ないように麻酔を使います。歯科では、おもに次の3つの麻酔法が使われます。

1つめは「表面麻酔法」です。これは、麻酔の注射器をさすときのいたみを軽くするために、粘膜の表面に麻酔薬をぬったり、スプレーしたりして、まひさせる方法です。

2つめは「浸潤麻酔法」。粘膜や骨膜下に注射器で麻酔薬を入れ、まひさせる麻酔法で、歯科ではもっとも使用されています。

3つめの「伝達麻酔法」は、あご全体など、広い範囲を長時間まひさせたい治療のときに用います。麻酔がききにくい部分などにも使用します。

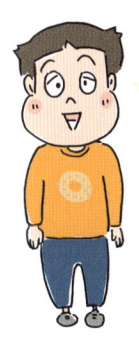

麻酔を使うと、歯をぬくときにはそんなにいたみを感じないんだって。

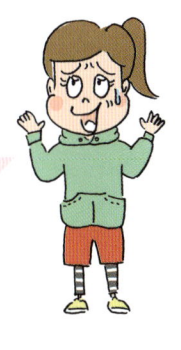

でも、ぬくのはやっぱりいやだ!

クイズ

抜歯に使う道具は何?

抜歯のとき、歯を骨からはなす器具を何というかな? また、歯をはさんで引きぬくための器具の名前は?

(→答えは28ページ)

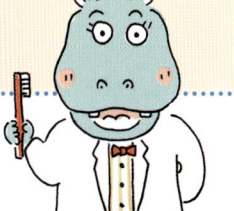

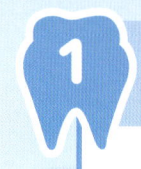

歯の治療のしかた⑤

親知らずのトラブル

口のなかのもっともおくにあり、もっともおそくはえてくる親知らず。じつは、口のなかでトラブルの原因になることが多い歯の一つです。

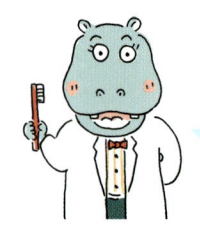

親知らずは、歯肉やまわりの歯に悪い影響をあたえてしまうことが多いのです。

正しくはえるようにするには、どうしたらいいのですか？

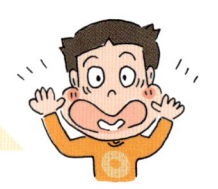

正しくはえにくい親知らず

親知らずは、前歯から数えて8番めにはえる、もっともおくにある歯のことで、「第3大臼歯」ともよばれます。20歳前後にはえるとされ、早い人で17歳ごろからはえてきます。

親知らずが正常にはえ、上下でかみあっているならば問題はありません。しかし、骨のなかにうまったまま（埋伏歯）だったり、横やななめにはえてきたりした（位置異常）場合や、まわりの歯に悪い影響をあたえている場合には、抜歯を考えなければいけません。

親知らずによるトラブル①
正しくないはえかた

親知らずがななめにはえ、部分的に歯肉がかぶっていると、よごれがたまりやすくなり、むし歯や歯周病につながることがあります。

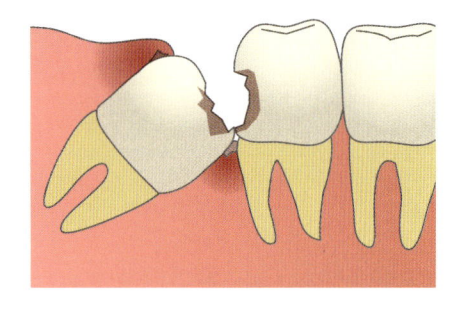

おもな症状

- いたみ・はれが起こる。
- 歯ならびが悪くなる。
  - →親知らずが手前の歯をおすことで、歯ならびに影響が出る。
- 手前の歯がむし歯になる。
  - →親知らずがむし歯になると、手前の歯もむし歯になりやすい。

親知らずの歯肉に細菌が入り、智歯周囲炎という炎症を引きおこします。重症化すると、全身に症状が出てくることもあります。

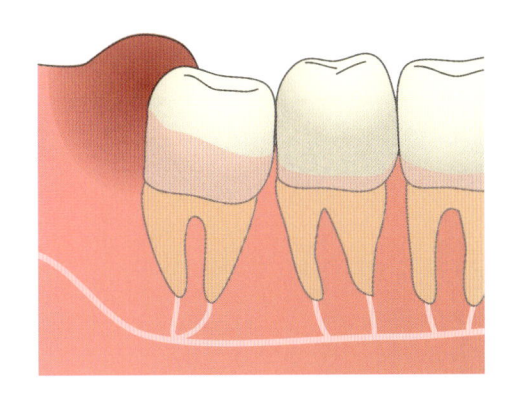

おもな症状

- 最初のうちは、さわるといたいていど。
- 炎症の範囲が広がると、顔がはれたり、口が開きにくくなったりする。
- いちどなおっても、ふたたび炎症を起こしやすい。

歯ぐきのいたみにも気をつけたいね。放っておくのはやめよう！

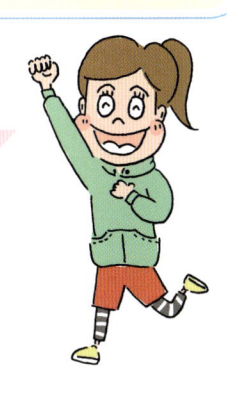

🦷 4本正しくはえている人は3割

4本の親知らずが正しくはえている人は、3割ほどといわれています。4本のうち、2〜3本しかはえない人もいるほどで、多くの人が親知らずに何らかのトラブルをかかえています。この原因には、食生活がかかわっていると考えられています。

昔はかたい食べものが多く、人びとは食べものをよくかんで食べていました。そのため、あごが発達し、親知らずがまっすぐにはえやすかったのです。しかし現代では、やわらかい食べものがふえ、かむ回数が少なくなり、あごが発達せずにせまくなっている人がふえたことから、親知らずが正しくはえにくくなっていると考えられています。

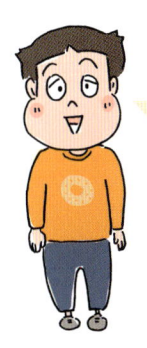

親知らずはいちばんおくにあるから、歯みがきもしにくい場所だろうなぁ。

コツをつかんで、しっかりみがけるようにしたいよね！

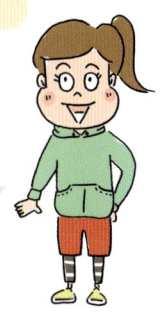

クイズ

親知らずってどんな歯かな？

親知らずは、何歳ぐらいからはえはじめるのかな？ また、親知らずのまわりの歯肉が炎症を起こす病気の名前は？

（→答えは28ページ）

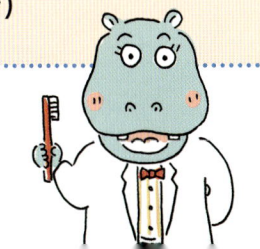

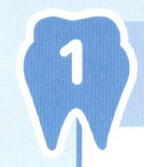

失った歯をおぎなう治療

むし歯などで歯を失ってしまったときには、人工の歯やそれににたものをつけ、おぎなう必要があります。

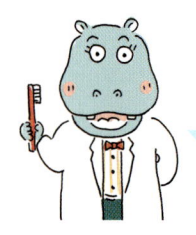

歯を失ったままにすると、ほかの歯にも影響が出てしまうため、3つの治療法のいずれかで対応します。

治療法は自分で選べるんですね!

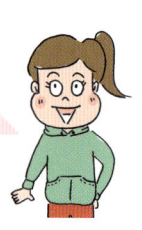

⊩ 3つの治療法から選ぶ

歯をぬく治療などで歯を失った場合、そのままにしておくと、食べものが食べにくくなったり、かみあわせが悪くなったりします。そのため、その部分をおぎなうような治療をおこないます。

使われる治療法は、「ブリッジ」「インプラント」「入れ歯（義歯）」の3つです。この3つのうち、どれを選ぶかは、それぞれのメリットとデメリットをふまえて、歯医者と相談して決めましょう。

失った歯をおぎなう治療①
ブリッジ

歯のない部分の、両どなりの歯の歯冠をけずって土台にし、3つの歯（両どなりの歯と失った歯）をつなげた形の人工の歯冠をかぶせます。

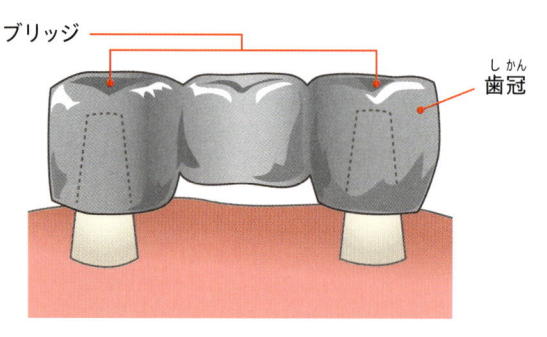

ブリッジ

歯冠

🔴 メリット

- ほかの治療にくらべ、治療期間が短め。
- 歯のない部分が両どなりの歯で固定されるので、かむときなどの違和感が少ない。
- 治療費が安くなる。

✖ デメリット

- 両どなりの健康な歯をけずる必要がある。
- 材質によっては、見た目が不自然になる。
- 食べものがはさまりやすい。

失った歯をおぎなう治療②
インプラント

　あごの骨に人工歯根（インプラント）をうめこむ手術をしたうえで、人工歯の支台（アバットメント）をつけ、人工歯をかぶせます。

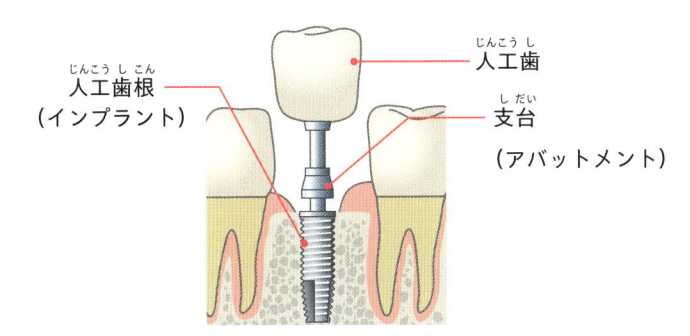

人工歯根
（インプラント）

人工歯

支台
（アバットメント）

失った歯をおぎなう治療③
入れ歯（義歯）

　失った歯をおぎなうために、人工歯を装着するための器具です。歯がすべてなければ「総入れ歯」、歯が1本でも残っていれば「部分入れ歯」をつくります。

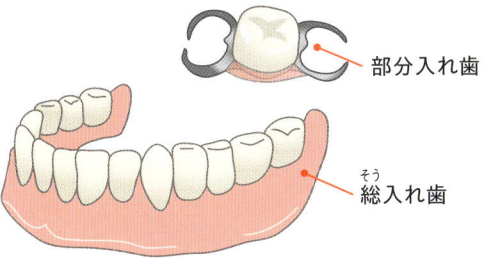

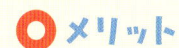
部分入れ歯

総入れ歯

○ メリット

● 自分の歯と同じような感覚でかむことができる。
● 周囲の歯に負担をかけない。
● ほかの歯と見た目が同じになる。

✕ デメリット

● 手術が必要。
● 骨の状態によっては治療ができない。
● 治療費が高い。

○ メリット

● 手術の必要がない。
● 多くの歯を失った場合でもできる。
● 治療費が安い。

✕ デメリット

● 食べものがはさまりやすい。
● かたいものが食べにくい。
● 毎日の手入れに手間がかかる。

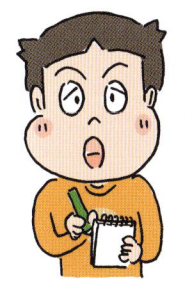

それぞれのメリットとデメリットを考えて選びたいね！

クイズ

歯の状態にあわせて選ぼう

歯を失ったときにおこなう3つの治療法は何かな？

（→答えは28ページ）

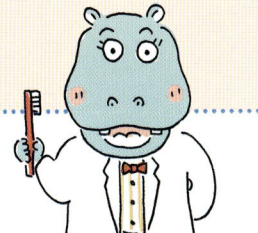

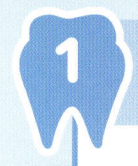

1 歯の治療のしかた⑦

歯周病の治療法

大切な歯を失うことにもつながる歯周病。正しく治療するには、どうしたらいいのでしょう?

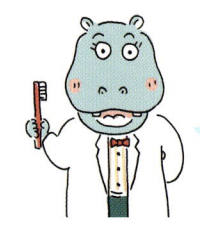

歯周病がどのくらい進んでいるかによって、治療法が変わってきます。

できればかんたんな治療がいいです……。

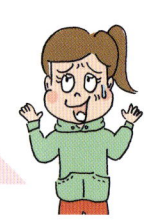

プラークや歯石をとりのぞく治療

歯周病は、歯のまわりの歯ぐきなどに炎症が起こる病気です。歯周病が進むと、歯肉や歯をささえる骨（歯そう骨）がとけてしまい、歯がぬけおちてしまうこともあります。歯科医院で検査をおこない、歯周病になっていることがわかったら、歯周病の原因となる歯石などをとりのぞく治療をおこないます。

治療の前に……歯周病検査

歯と歯ぐきのあいだのすきまの「歯周ポケット」は、健康な状態であれば深さは1〜2ミリであるとされています。もし、3ミリ以上深くなっていれば、歯周病が進んでいる状態です。歯科医院では、プローブという器具を使って、歯や歯ぐきの内側をさわります。歯周ポケットの深さがわかるほか、出血の有無などからも歯周病の進み具合を知ることができます。

歯周病の治療①
原因除去療法

歯と歯ぐきのあいだなどにあるプラーク*や歯石をおとし、歯周病菌をとりのぞく治療法です。

*歯の表面についているよごれのかたまりのこと。

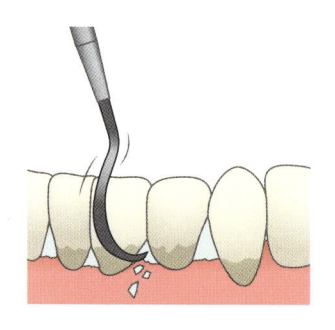

原因をとりのぞくおもな治療法

歯みがきを指導する

→毎日の歯みがきで、プラークをとりのぞくように指導する。

スケーリング

→スケーラー（金属の小さなヘラのような器具）で歯石をとりのぞく。

ＳＲＰ（スケーリング・ルートプレーニング）

→歯肉にかくれた部分についた歯石を、専用の器具でとりのぞく。

歯周病の治療②
歯周外科治療

スケーリングやＳＲＰではとれないよごれをとったり、失われた歯肉や歯そう骨をよみがえらせたりする治療法です。1〜2時間ほどで終わります。

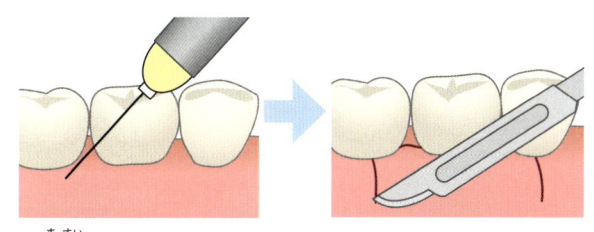

①麻酔をする。

②歯のまわりの歯ぐきを切る。

③ライトで照らしながら、かくれていた歯石などをとりのぞく。

④ぬいあわせてふさぐ。

おもな歯周外科治療

フラップ手術
→麻酔をして歯肉を切り、歯の根もとの部分の歯石や、病気になっている部分をとりのぞく。

歯周組織再生療法
→歯周病によって失われた骨などのまわりにすきまをつくり、薬剤を入れてよみがえらせる。

歯周病はなおりにくい病気

初期の歯周病は、歯肉が赤くなったり、はれたりするていどで、いたみなどの症状が出ることはほとんどありません。そのため、歯周病になっていることに気づけず、知らないうちに進んでしまっていた、ということも少なくないのです。歯肉や歯そう骨に大きな影響が出ていれば、手術をおこなうこともあります。

また歯周病は、いちどかかると、もとの状態にもどすのはとてもむずかしい病気です。しかし、歯周病が進んでしまうのを食いとめることはできます。歯周病を予防したり、歯周病の症状が進むのをふせいだりするには、歯みがきで口のなかをきれいな状態にたもつことと、定期的に歯科医院で口のなかをチェックしてもらうことが大切です。

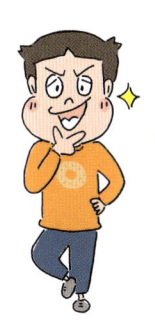

歯みがきはむし歯だけじゃなく、歯周病もふせげるんだね!

調べてみよう

歯周病はどんな病気かな?

歯周病は、初期にはほとんど症状が出ないけれど、歯周病が進むとどのような症状が出てくるのか、調べてみよう!

クリーニングと歯石除去

むし歯や歯周病の原因になるプラークや歯石を、定期的にとりのぞくことが、歯の健康をまもるひけつです。

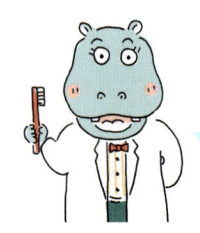

プラークには、たった1ミリグラムのなかにも、1億以上の細菌がいるとされています。

そ、そんなに菌がいるんですか!?

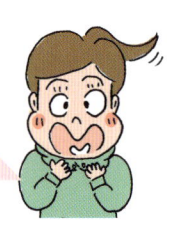

プラークと歯石をとりのぞこう!

どんなに毎日しっかり歯をみがいていても、歯と歯のあいだ（歯間）や、歯と歯肉の境目といった歯みがきがしにくい部分には、プラークがたまりやすくなります。また、みがき残したプラークは、固まって歯石になり、歯みがきでは落とせなくなります。

こういったプラークや歯石をとりのぞくためにも、定期的に歯科医院でクリーニングをしてもらい、口のなかを清潔にたもつことを心がけましょう。

歯のクリーニング①
PMTC（プロフェッショナル・メカニカル・トゥース・クリーニング）

毎日の歯みがきでとりきれない歯のよごれやプラークを、専門の器具できれいにとりのぞきます。

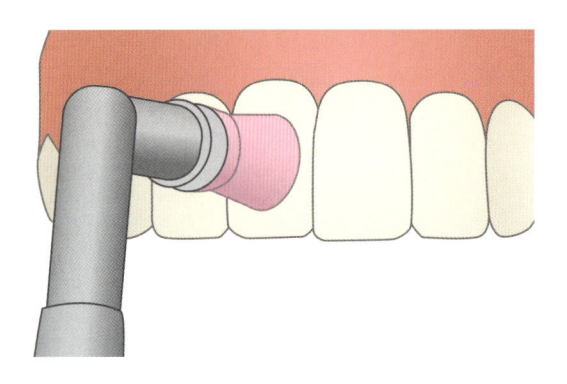

PMTCのメリット

- 専用の器具で、歯にへばりついたプラークをとりのぞき、よごれをつきにくくする。
- 歯間など、ふだんの歯みがきでは、みがきにくい場所のプラークもとりのぞける。
- 歯についた茶色のよごれなどを、みがいて落とせる。

歯のクリーニング② 歯石除去（しせきじょきょ）

歯みがきのとき、歯の表面にぬめりを感じたらプラークが残っているかもしれません。歯石（しせき）になる前に、歯科医院でとりのぞいてもらいましょう。

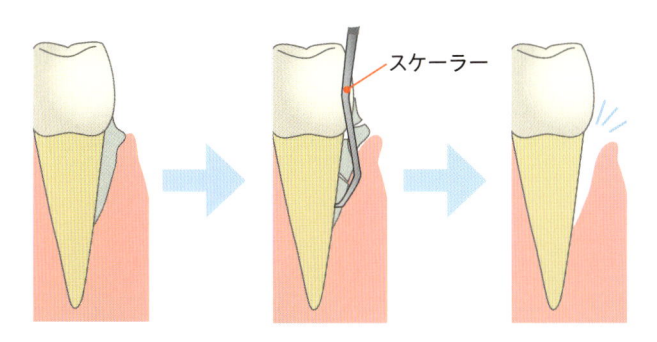

スケーラー

おもな歯石除去（しせきじょきょ）の方法

スケーリング

→スケーラー（金属（きんぞく）の小さなヘラのような器具）で歯石（しせき）をとりのぞき、菌（きん）がふえにくい状態（じょうたい）にする。

SRP（エスアールビー）（スケーリング・ルートプレーニング）

→歯肉（しにく）にかくれた部分の歯石（しせき）や、悪くなった部分をとりのぞくことで、歯と歯肉（しにく）のすきまをへらす。

歯石（しせき）はいちどにとれないこともある

歯のクリーニングをする場合、1回で終わらず、何回か歯科医院に通わなくてはならないことがあります。これは、歯石（しせき）がたくさんついていたり、歯肉（しにく）の深い部分についていたりすると、いちどにとりのぞくことができないためです。むりにとろうとしても、歯肉（しにく）がはれてしまったりするため、何回かに分けて歯石（しせき）をとる必要があるのです。

また、クリーニングを受けたとしても、口のなかは、2〜3か月でもとの状態（じょうたい）にもどるとされています。そのため、2〜3か月ごとに歯科医院でクリーニングをおこない、歯の様子もチェックしてもらえば、口のなかを健康（じょうたい）な状態にたもつことができます。

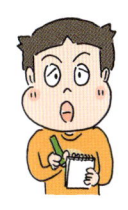

歯のクリーニングって、歯の掃除（そうじ）ってことだよね？

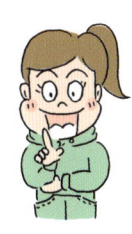

そう！ おうちも口のなかも、掃除（そうじ）をしてきれいにね!

クイズ

歯の掃除（そうじ）をする方法は？

専用（せんよう）の器具で、歯の表面のよごれをとるクリーニング方法の名前は？

（→答えは28ページ）

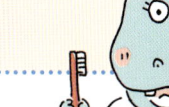

2 歯のケアとメンテナンス②

フッ素でむし歯を予防する

歯みがき剤にもふくまれているフッ素は、むし歯を予防する成分として注目されています。

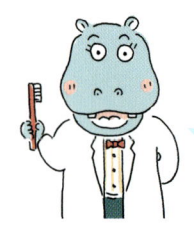

フッ素には、むし歯を予防するだけでなく、初期のむし歯が悪くならないようにする効果もあります。

うちの歯みがき剤にも、フッ素が入っています!

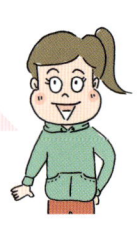

フッ素の3つの効果

　むし歯の予防として、フッ素というものを歯にぬることがあります。この予防法は、小さな子どもからおとなまで、いろいろな年齢の人に使えます。

　フッ素には、おもに3つの効果があります。

　1つめは、むし歯菌に負けないように、歯を強くする効果です。2つめは、歯の成分をもとにもどしてくれる「再石灰化」が起こりやすくなる効果で、3つめはむし歯菌を弱らせる効果です。

ぬるフッ素のタイプ

　歯科医院で使われるフッ素には、液体のものと、あわ状のもの（フォーム）、ジェルのものの3つのタイプがあります。

フッ素のタイプ

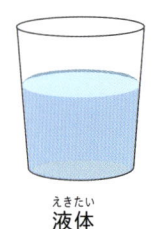
液体　　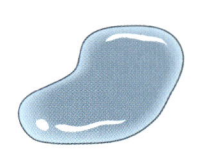あわ状　　ジェル

⭕ それぞれのメリット

- 液体→口のなかにいきわたりやすい。
- あわ状→ぬりやすく液体より流れにくい。
- ジェル→どこまでぬったかわかりやすく、流れにくい。

❌ それぞれのデメリット

- 液体→どこまでぬったかわかりにくい。
- あわ状→液体よりもいきわたりにくい。
- ジェル→口のなかにいきわたりにくい。

フッ素のぬりかた

　フッ素のぬりかたには、「トレー法」「綿球・綿棒法」「歯ブラシ法」の3つがあり、フッ素のタイプや、患者の年齢などにあわせて選びます。

トレー法

その人の歯ならびにあったトレーに、ジェルまたは液体のフッ素をのせ、かんでもらい、歯になじませる。

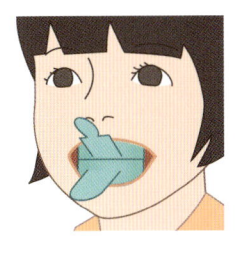

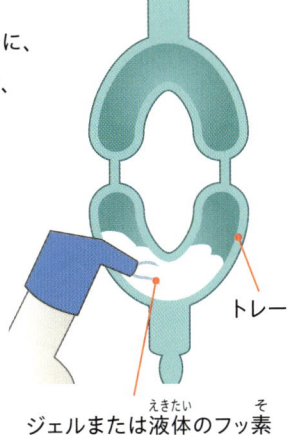

ジェルまたは液体のフッ素

トレー

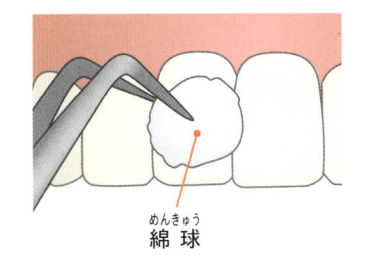

綿球・綿棒法

液体タイプのフッ素を、丸めた綿花（綿球）や綿棒でぬる。

綿球

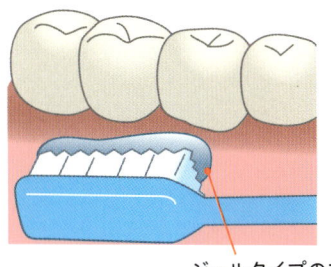

歯ブラシ法

ジェルタイプのフッ素を、歯ブラシでぬる。

ジェルタイプのフッ素

フッ素をぬっても油断しないで！

　歯科医院で歯にフッ素をぬってもらうと、効果が3か月ほどつづくとされています。そのため、むし歯を効果的に予防するためには、3か月ごとに歯科医院に通い、口のなかの状態にあわせて、フッ素をぬってもらうのがおすすめです。

　ですが、たとえフッ素をぬってもらっても、歯みがきをきちんとしなければ、むし歯になってしまいます。フッ素は、あくまで歯みがきをサポートするものと考え、毎日の歯みがきを欠かさずにおこないましょう。また、歯みがきで使う歯みがき剤に、フッ素入りのものを使えば、むし歯をふせぐ効果を高めることができます。

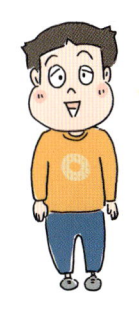

フッ素をぬれば、ぜったいにだいじょうぶってわけじゃないんだ。

フッ素をぬっても、毎日の歯みがきが大切だよ！

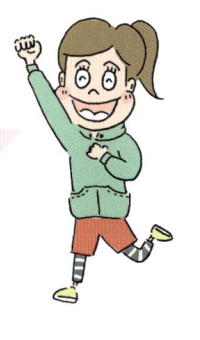

調べてみよう

フッ素は入っているのかな？

おうちにある歯みがき剤には、フッ素がふくまれているかどうか、調べてみよう！

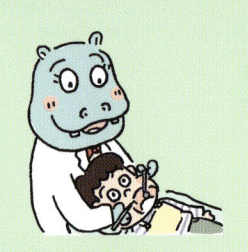

歯の豆知識

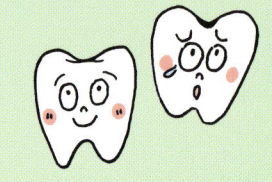

口のにおいが気になったら

　人と話しているときなどに、ついつい気になってしまう口のにおいは、大きく2つのタイプに分けられます。

　一つは「生理的口臭」で、朝起きたときや、空腹のときなどに感じる口臭のことです。これは、一時的にだ液（つば）の量がへってしまうことが原因とされ、時間がたつとにおいがなくなります。

　もう一つのタイプは、「病的口臭」です。これは何らかの病気によるもので、歯周病が原因であることがほとんどです。歯周病の原因である歯周病菌がいやなにおいを出すことで、口のにおいが発生するのです。

口のにおいの原因はさまざま

　ほかにも、ストレスを感じたときや、においの強いものを食べたときなどに、口のにおいは発生します。いずれの場合でも、歯みがきをして、口のなかをきれいにすることが大切です。また、歯みがきをして口のなかのいやなにおいがなくなると、気持ちもすっきりとリフレッシュさせることができます。

それでもにおいが気になったら

　毎日しっかり歯みがきをしても、口のにおいが気になる場合には、一人でなやまずに、歯科医院に行くようにしましょう。歯医者や歯科衛生士に口のなかをチェックしてもらえるので、口のいやなにおいの原因も知ることができます。

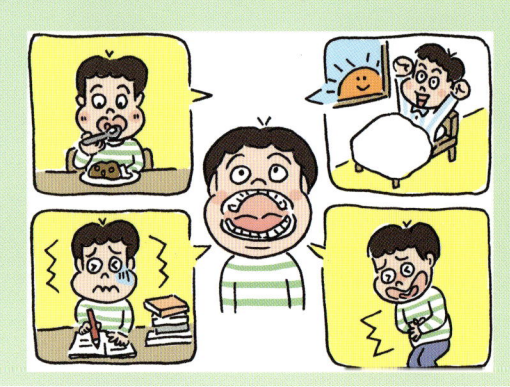

第2章 歯の状態と歯科矯正

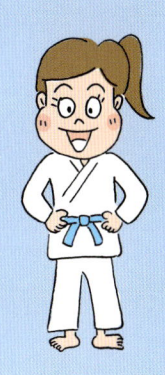

空手でいつも歯を食いしばるから、かみあわせはすごく気になるな。

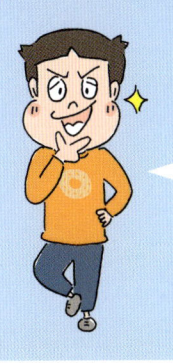

自分の歯ならびがいいかどうかって、どうしたらわかるんだろう? 鏡でチェックしたけどよくわからないよ。

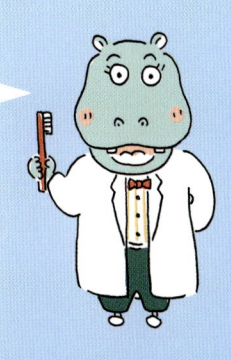

もし歯ならびで気になることがあったら歯科医院でみてもらいましょう。よい歯ならびかどうかチェックするポイントがいくつかありますよ。もし歯ならびが悪かったらすぐに矯正することになるかも、などと心配する必要はありません。矯正は、自分にあったタイミングではじめるものです。

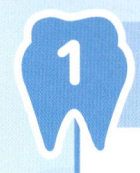

1 歯ならびとかみあわせ①

よい歯ならびとは？

最近は、歯ならびをなおす人がふえています。いったい「よい歯ならび」とは、どんな状態をいうのでしょう？

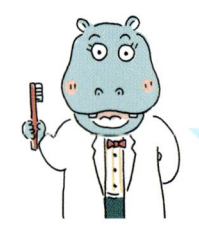

歯ならびでは、歯がまっすぐにはえているだけでなく、上下の歯がかみあっているかどうかも重要なんです。

かみあわせ？ それってどうしたらわかるんですか？

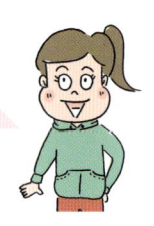

歯がまっすぐでかみあっている状態

歯ならびとは、歯がならんでいる様子のことです。すべての歯がまっすぐにはえていると、「よい歯ならび」だといえます。それに加えて、上下の歯がきちんとかみあわさっていることも、よい歯ならびかどうかのポイントになります。

歯ならびがよいと、歯みがきがしやすく、ことばの発音もきれいになります。また、歯の見た目がよくなったり、食べものがはさまりづらくなるというメリットがあります。

よい歯ならび①
正面から見た歯ならび

顔の中心と歯の中心がそろっているかどうかなど、かんだときの歯の状態で確認してみましょう。

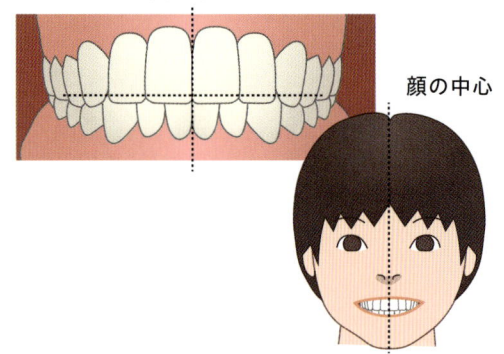

歯の中心

顔の中心

ポイント

● 顔の中心と歯の中心がそろっている。

● 上下の歯の中心がそろっている。

● 上の前歯が、下の前歯を2〜3ミリほどおおっている。

● かんだときに、上のおく歯が下のおく歯より外側に見えていて、上下のおく歯がかみあっている。

よい歯ならび②
横から見た歯ならび

　横から見て、歯の飛び出しなどがないかを確認してみましょう。いわゆる「出っ歯」や「受け口」（→33ページ参照）であるかどうかも確認できます。

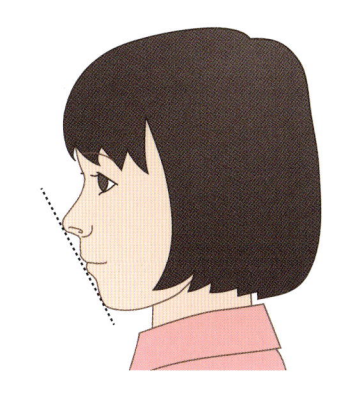

ポイント

- 鼻とあごをつないだ線から、上下の歯が飛び出していない。
- 上の前歯が、下の前歯より2〜3ミリほど前に出ている。
- 下から見ても、上下の前歯のあいだにすきまがない。

よい歯ならび③
口のなかから見た歯ならび

　口を大きくあけたとき、歯の列のならび（歯列弓）がまっすぐだったり、とがっていたりせず、きれいなアーチになっているかを確認しましょう。

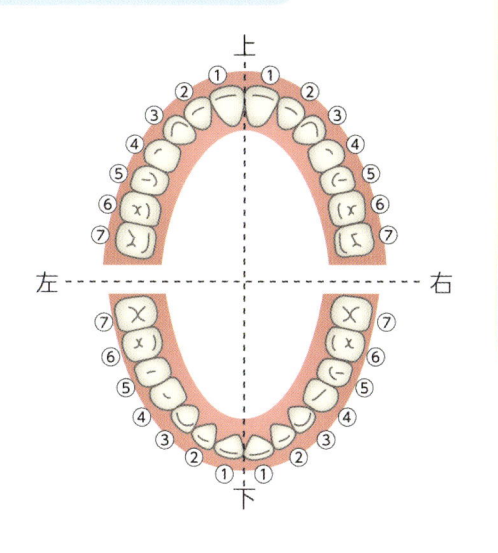

ポイント

- 永久歯の場合、口の真んなかから数えて左右に7本ずつ歯があり、上下あわせて28本がそろっている（親知らずをのぞく）。
- 歯と歯のあいだにすきまがない。
- 歯のならびがでこぼこせず、きれいなアーチになっている。

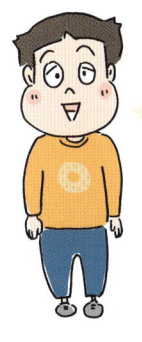

えーと、ぼくにはえている歯は1本、2本……ああっ、数えられないや!

歯ならびは、歯医者さんにチェックしてもらおうね!

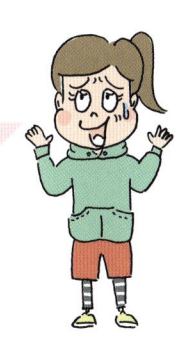

クイズ
よい歯ならびってどんな状態？
よい歯ならびの場合、上の前歯が下の前歯をどのくらいおおっているかな?
（→答えは46ページ）

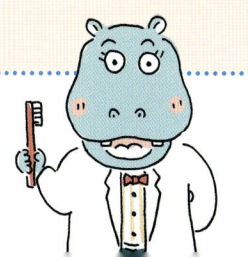

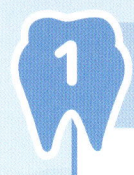

かみあわせが悪いとどうなる？

かみあわせの悪さによる影響はさまざま。歯のトラブルだけでなく、頭痛や肩こりなど体の不調にもつながります。

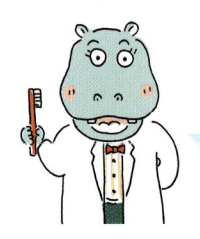

かみあわせが左右にずれている人や、あごの骨自体がずれている人もいるんですよ。どんな状態になるのか知っておきましょう。

骨ってずれることがあるんですね!?

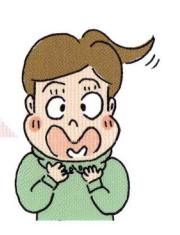

かみあわせが悪いことのデメリット

かみあわせが悪い状態を「不正咬合」といいます。この状態がつづくと、体によくない影響が出てきます。まず、歯みがきがしにくくなるため、むし歯や歯周病などの病気になりやすくなります。また、きちんとかめなかったり、発音がうまくできなくなったりするだけでなく、頭痛や肩こりなどの原因になることもあります。かみあわせの悪さが原因で、食べものをかみ切れなくなり、まるのみしてしまう子どもは多いです。

かみあわせの悪さはなぜ起こる？①
歯ならびの乱れ

おく歯をしっかりとかんだときに、前歯が上下に開いてしまう状態を「開咬」といいます。歯が曲がったりねじれたりしてはえている状態は「叢生」といいます。

歯ならびが乱れる原因

開咬→指しゃぶり、舌を出すくせ、あごの骨格。
叢生→あごが小さく、歯がきれいにならぶためのスペースが足りない。

開咬

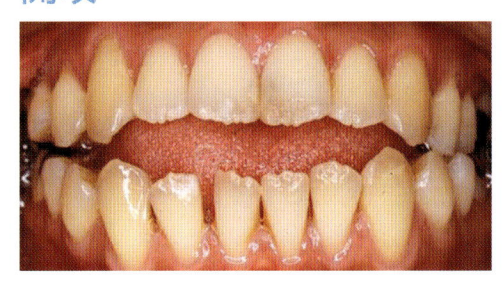

叢生

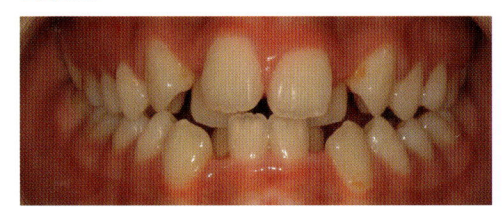

＊犬歯が外側にはえる八重歯もこれにふくまれます。

かみあわせの悪さはなぜ起こる？②
あごのずれ

　上の歯や上あごの骨が前に出ている状態を「上がく前突」といいます。「出っ歯」などと表現されることが多いです。下の歯が上の歯より前に出ている状態は「下がく前突」といいます。「受け口」とよばれることがあります。

あごのずれの種類

上がく前突→遺伝が原因であることが多い。口まわりの力が弱く、ポカンと開いた状態。
下がく前突→おく歯のかみあわせが悪いと、下あごを前に出す習慣がつくことで起こる。遺伝的な原因の場合もある。

上がく前突
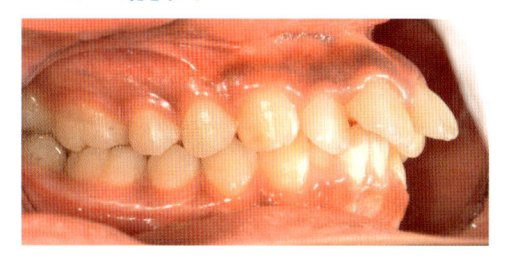

下がく前突
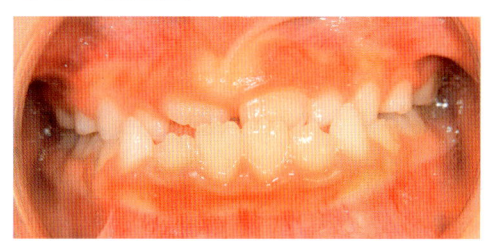

日本人に多い歯ならびの乱れ

　かみあわせの悪さには、部分的にかみあわせが反対になっている「交叉咬合」や、かんだときに上の歯が下の歯をほとんどおおってしまう「過蓋咬合」、歯と歯のあいだにすきまができる「空隙歯列」などもあります。

　日本では、かみあわせが悪い人のうち、44パーセントほどが「叢生」であることがわかっています。叢生は、あごが小さく、歯がはえるスペースが足りないために起こることがほとんどです。これは、日本人の食生活が変わり、かたいものをあまり食べなくなったために、あごがあまり発達せず、歯がまっすぐにはえるスペースが足りなくなっているのが原因ではないかと考えられています。

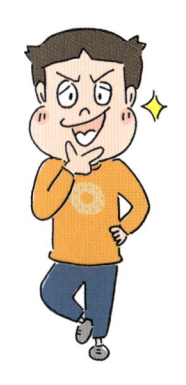

よし！ あごを発達させるために、かたいものを食べるぞ！

そんなこといっても、アイスとかプリンばっかり食べるくせに……。

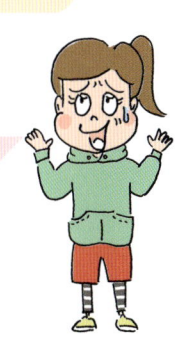

クイズ

前歯が開いてしまうかみあわせは？

おく歯をかんでも前歯が上下に開いてしまう状態を何というかな？

（→答えは46ページ）

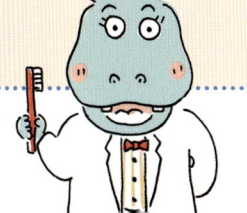

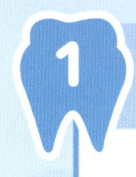

1 歯ならびとかみあわせ③

スポーツとかみあわせ

さまざまな競技で活躍するスポーツ選手は、じつは「かむ力」によってパワーを出しているのを知っていますか?

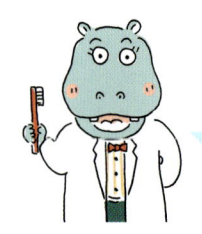

最近では、かむ力である「咬合力」をトレーニングするスポーツ選手もふえています。かみあわせと体の動きはかかわりあっているのです。

パワーのみなもとは、かむ力だったんですね!

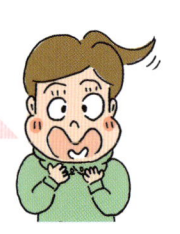

かむことで筋力がアップ!

かみあわせは、スポーツでも大切な役割を果たしています。最近の研究では、かむことで大脳にある咀嚼運動野という部分が刺激され、全身の筋力アップにつながることがわかっています。かみしめると、筋力がなんと4～6パーセントも上がるのです。

さらに、かみしめることで、体のもっとも上にある頭を固定できるため、全身のバランスがとれるようになることも、筋力アップにつながっているとされています。

スポーツでの「かむ力」

スポーツでも競技によって、「かむ力」が生きる場面がことなります。体の動きにあわせて、かみあわせを意識することで、身体能力を最大限に生かすことができるのです。

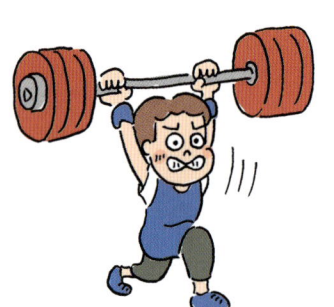
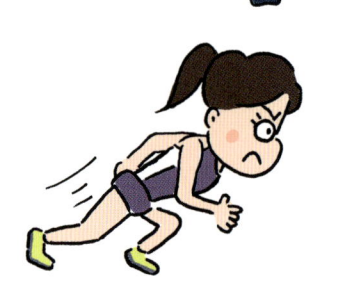

競技別の「かむ力」

重量挙げ→バーベルをもち上げるときにかみしめると、力を発揮できる。

短距離走→スタート直後の、地面を強くけるときにかみしめ、体のぶれをふせぐ。

野球→球をバットに当てるときにかみしめると、ボールを遠くまで飛ばせる。

スポーツと歯のトラブル

　スポーツをしていると、人とぶつかったり、転んだりすることがしばしばあります。ときには、けがをしてしまうこともあり、歯が折れたりぬけたりするトラブルが起こりやすいのです。

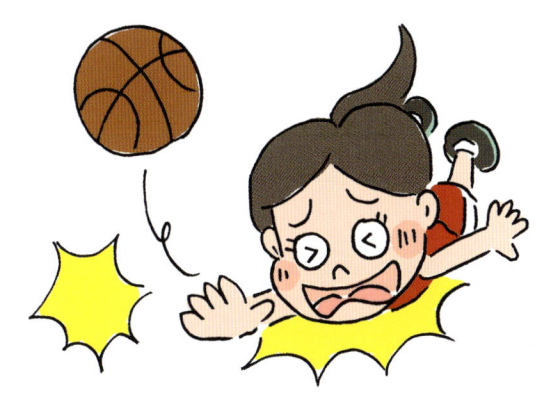

スポーツで起こりやすい歯の症状

亜脱臼→歯がもとの位置にはあるものの、グラグラしている状態。軽い場合は、1週間ほどでグラつきがおさまる。

歯牙破折→歯がとちゅうで折れてしまった状態。折れた部分が歯の神経（歯ずい）まで達しているかどうかで、治療法が変わる。

脱臼→歯がぬけてしまった状態。歯と骨がくっつくように、7～10日ほど固定する。

スポーツ中に歯をまもるための器具

　スポーツをするときには、歯が折れたり、食いしばりすぎて歯がすりへったりするのをふせぐため、口のなかに器具を入れることがあります。

　ボクシングや空手といった格闘技の選手が、前歯をかくすようにつけていることの多いマウスピースは、相手の攻撃によって前歯が折れるのをふせぎます。

　また、上下の歯でかむようにしてつける、「スプリント」という器具もあります。これは、上下の歯が直接かみあわないようにする器具で、競技中に歯がすりへるのをふせいだり、一時的にかみあわせをよくしたりするためのものです。

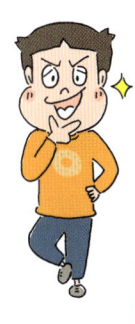

ぼくも歯のけがに気をつけながらスポーツを楽しむぞ！

マウスピースをつければ、空手をもっと思いきり楽しめるね。

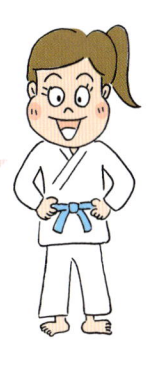

クイズ

ボクシング選手の歯に注目？

ボクシング選手などがつけている、前歯をかくす器具の名前は？

（→答えは46ページ）

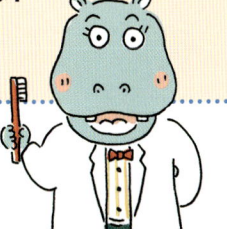

いつ矯正するのがいいの？

「矯正は早めにはじめたほうがいい」。そんなうわさを耳にする人も多いかもしれません。正しい情報を知り、いつはじめるべきか考えてみましょう。

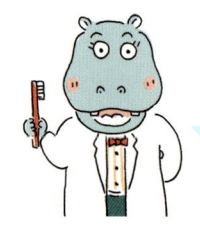

うわさを気にしすぎないで！ いつから矯正治療をはじめるかは、その人の口のなかの状態で決めるべきなのです。

早めに矯正をしたほうがいいというわけではないんですね!

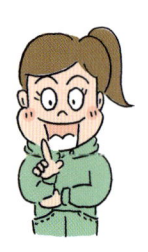

矯正開始はあごの成長を見て決める

矯正をいつはじめるかは、患者の口のなかの状態によって決まります。たとえば、永久歯のはえていない子どもならば、あごの成長によって、その後に歯のはえかたが変わることもあります。そのため、少し歯ならびが悪くても、むし歯や歯周病の危険性がないならば、急いで矯正をする必要はないのです。

歯ならびやかみあわせの悪さに、生まれつきの骨格が関係している場合には、早いうちから矯正をおこなうこともあります。

矯正はいつはじめる？①
あごの成長が終わったとき

永久歯がはえそろい、あごの成長が終わったころに矯正治療をはじめるとスムーズだといわれています。

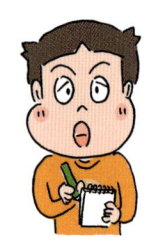

あごが成長しているうちはだめなの？

あごの成長を待つ理由

- 歯はあごという土台の上にはえている。どんなに歯ならびを整えても、土台であるあごが成長し、動いてしまうと、歯ならびがずれてしまう。
- あごの成長が終わらないうちに矯正をしても、もういちど仕上げの矯正をしなければならないことが多い。

年齢と歯の成長

無歯がく期
（0〜5か月）

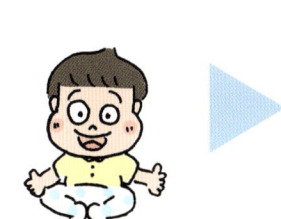

生まれてから、はじめて乳歯がはえるまでの期間。

乳歯列期
（3〜6歳ごろ）

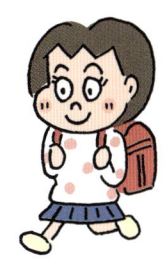

乳歯がはえそろってから、はじめての永久歯がはえるまでの期間。

混合歯列期
（6〜12歳ごろ）

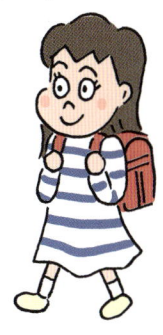

乳歯と永久歯がまじりあう期間。

永久歯列期
（12歳ごろ〜）

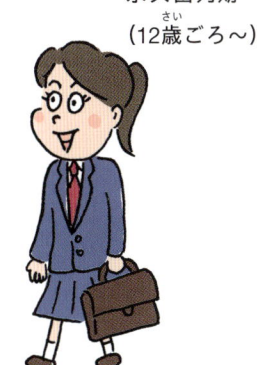

すべて永久歯になったあとの期間。

矯正はいつはじめる？②
早く矯正したほうがいい場合

あごが小さくて、歯のならぶスペースがじゅうぶんにない場合や、あごの骨などの骨格に問題がある場合は、あごの成長が終わる前から矯正治療をおこないます。

早い時期の矯正方法

● あごの成長をコントロールするため、あごの成長が終わる前に矯正治療をはじめる。
● あごが成長する力を利用して、あごを少しずつ広げる。

矯正治療はあせらなくてもだいじょうぶ！

日本では、「矯正は早くはじめたほうがいい」と信じられていることもあり、乳歯がはえてきたころからでも、矯正治療をしようと考える人が少なくありません。また、世の中には矯正治療にまつわるさまざまなうわさがあります。しかしこれらは、100パーセント正しいといえるものではありません。

矯正治療の開始は、その人の口の状態によって決めるべきものです。矯正治療について保護者や歯医者と相談して、いまはえている歯を大切にすることを心がけましょう。

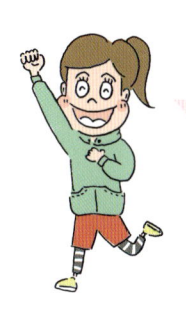

歯医者さんに相談して、自分にあったタイミングではじめたいよね！

調べてみよう

海外ではいつ矯正をはじめるの？

アメリカやイギリス、フランスなど海外の国では、何歳ぐらいから矯正治療をはじめることが多いか、調べてみよう！

歯ならびとかみあわせの矯正治療

歯ならびやかみあわせが悪く、見た目や歯のはたらきに問題があるときには、矯正治療をおこなうことがあります。

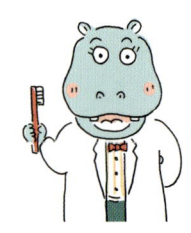

矯正治療は、長期間にわたります。どんな治療になるのか、大まかに確認しておきましょう。

どうやって歯のならびを変えるんですか？

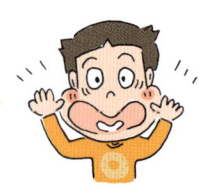

どうして矯正をするの？

歯ならびやかみあわせが悪い場合には、歯ならびを整える矯正治療をおこなうことがあります。矯正は、歯ならびの見た目を整えるだけでなく、食べものをかみやすくしたり、正しい発音をしやすくしたりといった、歯のはたらきをよくするものでもあります。

また、歯ならびやかみあわせが悪いと、歯みがきのしにくさから、むし歯や歯周病を引きおこしやすくなります。口のなかの健康をまもるためにも、矯正がおこなわれるのです。

矯正治療の流れ①　検査と診断

レントゲンや写真、歯型などをとって検査をします。それをもとに、どのように矯正治療を進めるかを決めていきます。

ポイント

● レントゲンで歯根の長さなどを確認する。
● レントゲンで、頭の骨格やあごの骨の状態を確認する。
● 今後の歯の動きを確認するため、口のなかの写真をとる。
● 歯型で歯のサイズやおく歯のかみあわせを確認する。

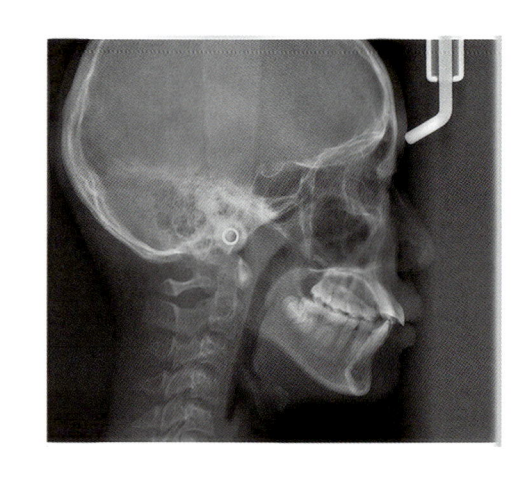

矯正治療の流れ②
矯正装置をつける

歯に矯正装置をつけて、治療を開始します。歯を動かす「動的治療」のあいだは、1〜2か月に1度ほど歯科医院に通院して、矯正した部分や歯の状態をみてもらいます。

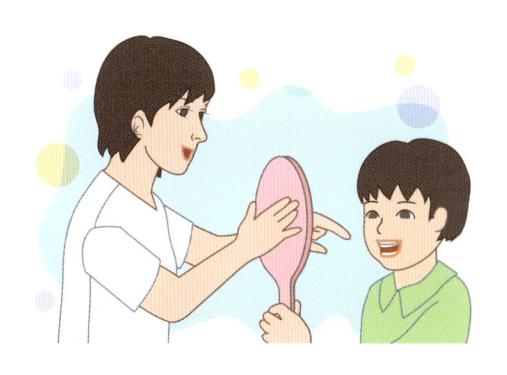

ポイント

- 治療期間は個人差があるものの、2〜3年ぐらいは必要。
- 前準備として、矯正装置をつくるための歯型をとったり、抜歯をしたりすることもある。
- 矯正器具のまわりの歯みがきの指導がおこなわれる。

矯正治療の流れ③
矯正した状態を定着させる

歯ならびが整って矯正装置を外したあとに、歯がもとの状態にもどらないようにする保定装置をつけます。

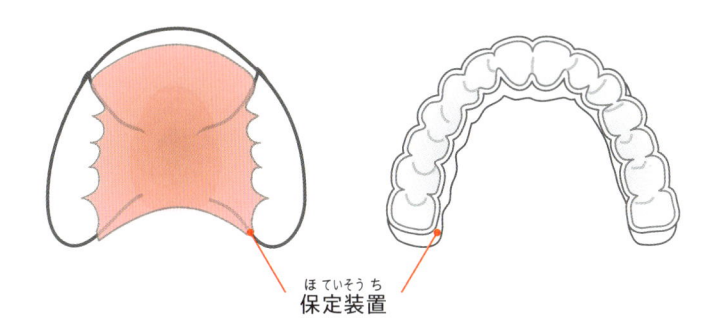

保定装置

ポイント

- 矯正治療が終わった直後は、歯肉や骨がなじんでいないため、歯ならびがもとにもどりやすくなっている。
- 保定のあいだは、3か月に1回ほどの通院をする。

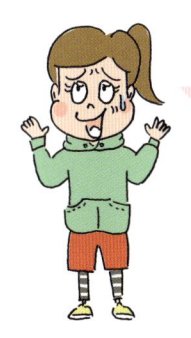

2〜3年もかけて、歯の位置をなおすんだね！

クイズ

歯を動かすのはどんな治療？

矯正治療のなかで、歯を動かす治療の名前は？

（→答えは46ページ）

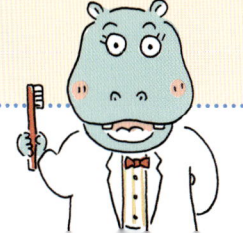

矯正の種類

矯正治療のあいだに、歯を動かすためにつける矯正装置には、どんな種類があるのでしょうか。

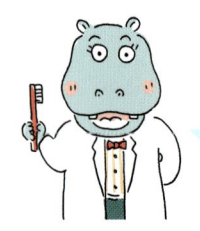

見た目が気になって矯正をする気になれない人もいるでしょう。そんな人におすすめな矯正装置もあるんですよ。

もしかして、透明な装置があるのですか？

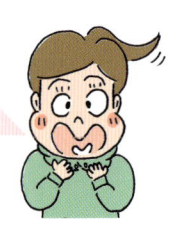

固定タイプととりはずしタイプ

矯正治療の装置には、いくつかの種類があります。大きく分けると、口のなかに固定する装置（固定式矯正装置）と、とりはずしができる装置（可撤式矯正装置）の2つで、それぞれに向いている矯正方法や、メリット・デメリットがあります。

歯医者は、患者の口のなかの状態だけでなく、患者の予算や希望をふまえて、治療法や使う装置をいくつか考えます。患者はそのなかから選ぶことができます。

矯正装置①
マルチブラケット矯正装置

歯の1本1本にブラケットという装置をつけ、そこに針金のようなワイヤーを結びつけて、歯を動かしていきます。

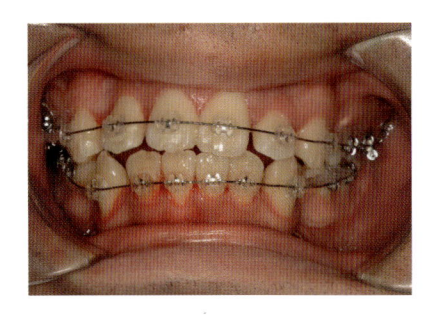

⭕ メリット

- 細かい調整ができ、効果が出やすい。
- 大きなでこぼこのある歯ならびでも、なおすことができる。

❌ デメリット

- ワイヤーでしめつけるため、いたみが出やすい。
- 装置がじゃまになり、食事や歯みがきがしにくいことがある。
- とりはずしができず、器具がまる見えになる。

矯正装置② 歯の裏側につける

歯の裏側（舌側）にブラケットをつけ、ワイヤーをむすびつけて矯正します。外から矯正装置が見えないのが特徴です。

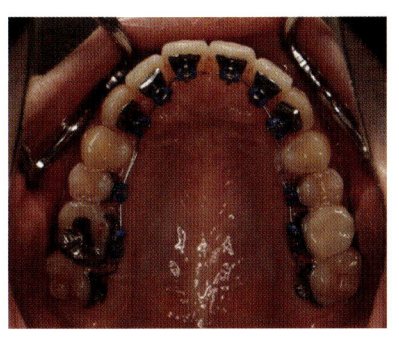

資料提供：
鹿児島大学病院矯正歯科

⭕ メリット

● 外から矯正器具が見えないので、人前に出る仕事の人でもつけられる。

❌ デメリット

● 治療期間や、1回ごとの診察・治療時間が長くなりやすい。
● 矯正料金が高くなることが多い。
● とりはずしができず、歯みがきしづらい。

矯正装置③ マウスピース矯正装置

治療後の歯ならびを予測してつくった模型にあわせて、透明なマウスピースをつくり、それを装着することで歯ならびを整えていきます。

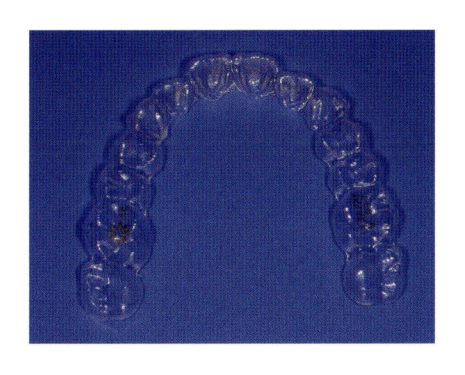

⭕ メリット

● とりはずしができる。
● つけていてもめだたない。
● あまりでこぼこしていない歯ならびの矯正に向いている。

❌ デメリット

● 歯を動かす力は強くないため、効果を感じにくいことがある。
● 治療期間が長くなりやすく、毎日の手入れが面倒。
● 1日20時間はつけていなくてはならない。

マウスピースでも矯正ができるんだね！

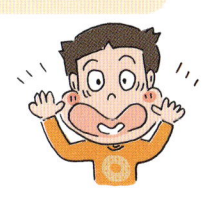

調べてみよう

矯正で日常生活はどう変わる?

矯正をするときに、日常生活で不便に感じることって、どんなことがあるかな? 矯正をする前に調べてみよう。

リンガルアーチ

針金を歯の裏側（舌側）にそわせて、両端を左右のおく歯にまきつける装置です。おく歯を固定したり、前歯を移動させたりするために使われます。

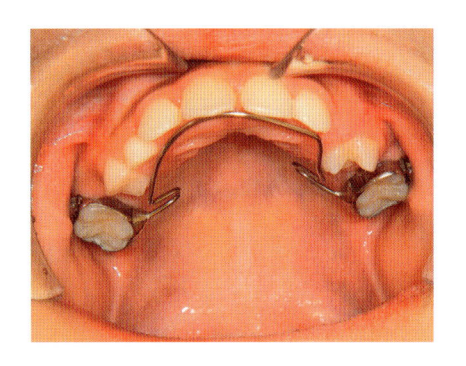

〇 メリット

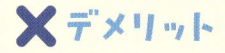

- かんたんな装置だが、さまざまな矯正に使える。
- 部分的な歯ならびの矯正に対応できる。
- 装置が人から見えない。

✕ デメリット

- 歯みがきがしにくい。
- 舌が当たるため、発音しにくかったり、違和感やいたみが出たりすることがある。
- とりはずしができない。

拡大装置（拡大床）

ネジやワイヤーなどのしくみで、歯がはえるスペースを広げるための矯正装置です。おもに成長期の子どもに対し、あごの成長の途中で使われます。

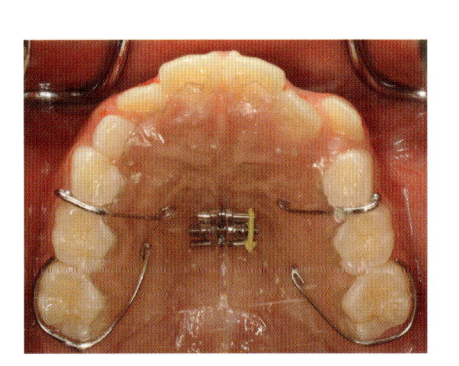

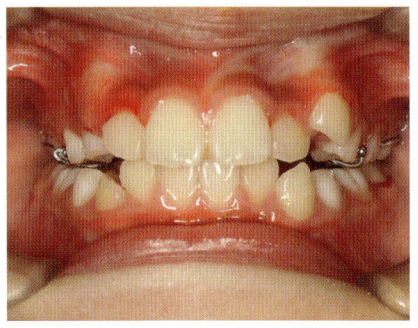

資料提供：

鹿児島大学病院矯正歯科

〇 メリット

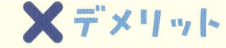

- とりはずしができる。
- ストレスが少なく治療をつづけられる。

✕ デメリット

- 子どもが勝手にはずしてしまうことがある。
- ことばの発音がしづらくなることがある。

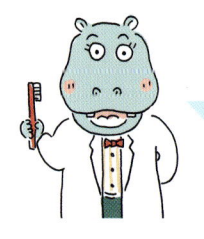

部分的な矯正をしたり、あごの骨を広げたりする装置もあるんですよ。

わたしは外から見えない矯正器具がいいです！

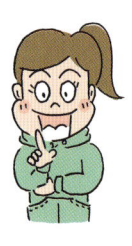

矯正装置⑥

ヘッドギア

　永久歯にはえかわる前の、子どもの矯正で使います。上下のあごの、大きさのバランスを整えることができます。

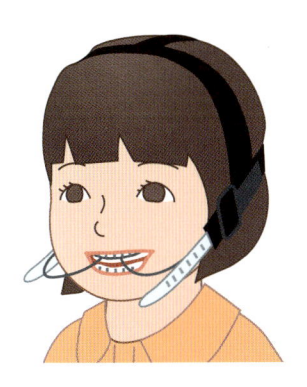

● **メリット**

- 小さい子どものあごの矯正ができる。
- 基本的にねるときにつけるので、ふだんの生活に影響が出にくい。

✕ **デメリット**

- ヘッドギアが気になってねむれなくなることがある。
- ねがえりをしたりすると、ヘッドギアがはずれてしまう。
- つけはじめた数日間は、いたみが出やすい。

矯正装置⑦

リテーナー（保定装置）

　矯正装置をはずしたあとに、歯がもとの場所にもどってしまうのをふせぐ装置です。とりはずしできるタイプを使用する場合が多いです。

とりはずせるリテーナーの種類

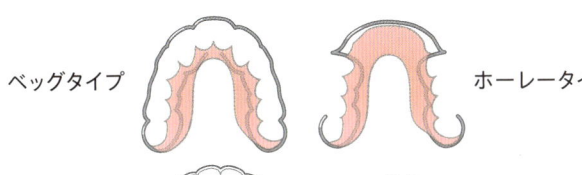

ベッグタイプ　　　　　　　　　ホーレータイプ

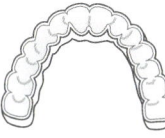 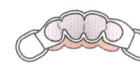

エシックスタイプ　　　　　　　　スプリングタイプ

● **メリット**

- 整った歯ならびをたもつことができる。
- もし、歯がもとの位置にもどりかけても、リテーナーをつけていれば、かんたんになおすことができる。

✕ **デメリット**

- つけわすれてしまうことがある。
- なくしたり、こわしたりする可能性がある。
- 毎日の手入れが面倒。

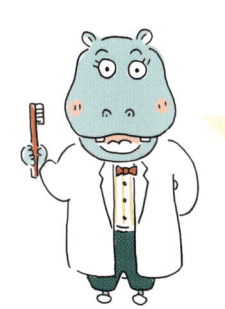

後もどりをしやすい前歯などには、細いワイヤーを歯の裏につけて固定させる場合もあります。

調べてみよう

ほかにどんな矯正装置があるの？

ここで紹介したもの以外にも、どんな矯正装置があるか、調べてみよう！

矯正中のすごしかた

矯正中に心地よくすごすためにも、起こりやすいトラブルや、対処のしかたを知っておきましょう。

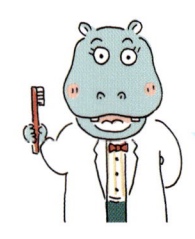

矯正中にこまったことがあったら、歯医者さんに相談してくださいね。しっかり矯正について知っておけば、心配な気持ちもなくなります。

ちょっとしたことでも、聞いたほうがよさそうです！

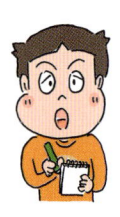

歯の見た目やはたらきのための矯正

矯正治療をしているときは、矯正装置をつけつづける必要があるため、食事や会話などの口を使う行為で、いたみや違和感が起きる場合があります。また、装置がついていると、歯みがきもしにくく、むし歯や歯周病になってしまうことも少なくありません。

さらに矯正治療は、長い期間にわたっておこなわなくてはなりません。そのあいだ、快適にすごせるよう、矯正装置との正しいつきあいかたを知っておきましょう。

矯正中の生活①
歯みがき

歯ブラシを当てられず、装置のあいだなどによごれやプラークがたまりやすくなるので、ていねいにみがくようにしましょう。

ポイント

- 歯科医院で歯みがき指導を受ける。
- 歯ブラシで、矯正器具のまわりをていねいにみがく。
- みがき残しがないように、みがく順番を決めておく。
- デンタルフロスや歯間ブラシなどの道具を使う。
- 仕上げにマウスウォッシュを使う。

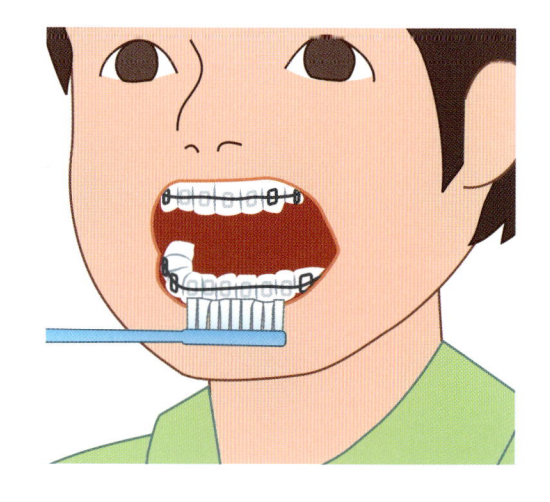

矯正中の生活② 食事

矯正装置がこわれたり、はずれたりするような食べものには注意しましょう。食べものを小さく切ると安心して食事ができます。食後は口をゆすぎましょう。

さけたい食べもの

- かたい食べもの（せんべい、ピーナッツなど）
- 色がつきやすい食べもの（カレー、コーヒー、キムチなど）
- ネバネバした食べもの（ガム、キャラメル、おもちなど）
- 歯につまりやすい食べもの（とうもろこし、スナック菓子など）

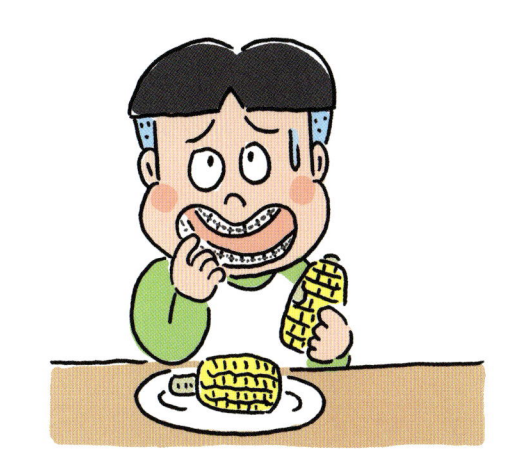

矯正中の生活③ いたみ

矯正治療は、歯を動かしているため、どうしてもいたみが出てしまいます。気をつけて生活して、少しでもいたみをへらしましょう。

ポイント

- つけはじめて1週間ていどで、いたみは落ちつくが、1か月ていどたつまではいたみが出やすい。
- いたみがつらければ、すぐに歯医者に相談する。
- 歯科医院では、装置が舌などにぶつからないようにカバーするワックスや、いたみどめなどで対処してくれる。
- 強くかまないように心がける。

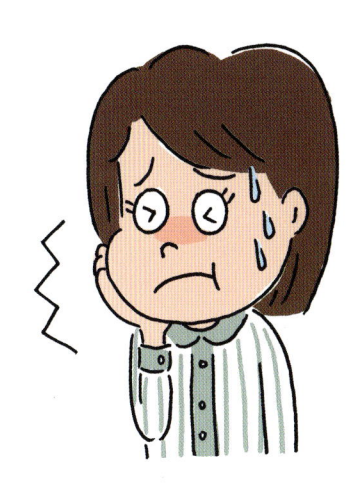

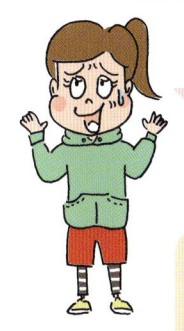

わたしも矯正したいけど、いたいのにたえられるかなぁ。

歯科医院では、いたみについてもアドバイスをくれるよ！

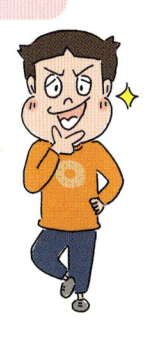

クイズ

矯正中に便利な道具は何？

矯正中の歯みがきでは、歯ブラシ以外にどんな道具を使えばいいかな？

（→答えは46ページ）

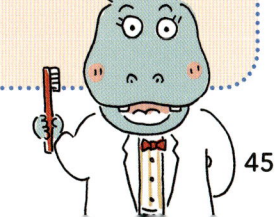

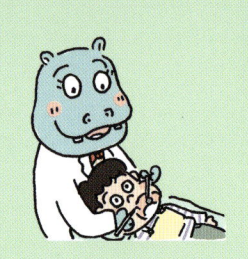

歯の豆知識

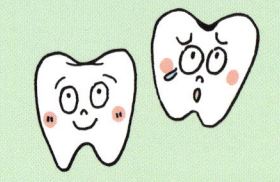

矯正歯科の選びかたと費用

矯正治療のために歯科医院を選ぶときには、通いやすさを考えたり、口コミの評判などを参考にしたりすることが多いようです。しかし、ほんとうに大切なのは、「きちんと治療してくれるかどうか」ということです。

また、矯正治療においては、矯正装置を長期間つけつづけなくてはならず、いたみもあります。「いたい」「苦しい」と思ったときに、話を聞いてくれて、いたみや苦しみを少しでもやわらげてくれるような歯医者なら、矯正治療もスムーズに進められるはずです。つらさをへらして、よりよい矯正治療をするためにも、自分にあった歯医者を見つけるようにしてください。

日本矯正歯科学会では、矯正治療を適切におこなえる歯医者を、「認定医」「指導医」「臨床指導医」として認定しています。認定されている歯医者は、治療についてくわしく説明してくれるので、自分にあった矯正方法や矯正装置を選ぶことができるでしょう。

矯正にかかる費用は?

矯正治療は、高いお金がかかる治療です。矯正治療をする前に、費用のしはらいかたについて、家族といっしょに歯医者に相談しておくと安心できるでしょう。

矯正治療のほとんどは、自費診療（自由診療）であるため、健康保険を使うことができません。つまり、矯正治療にかかる費用は、すべて患者がしはらうことになります。さらに、矯正治療の治療内容や費用は、歯科医院によってことなります。

通院して治療を受けるたびに、費用をしはらう方法や、あらかじめ費用の全額をしはらう方法などがあります。家族や歯医者とコミュニケーションをとって、むりのない進めかたを決めていきましょう。

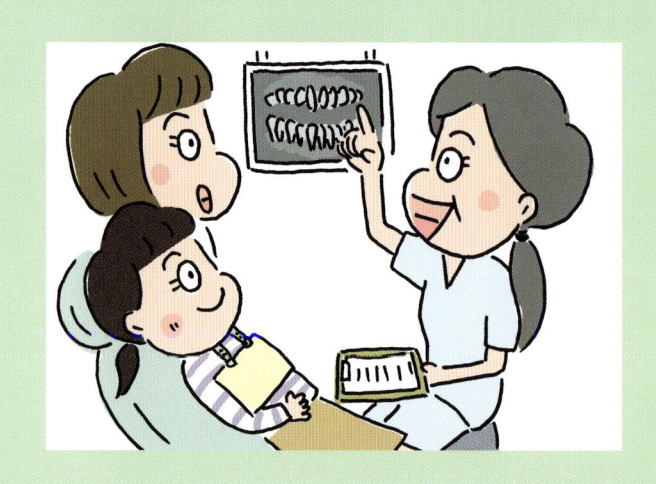

ページ	
31ページ	上の前歯が、下の前歯を2〜3ミリほどおおっている
33ページ	開咬
35ページ	マウスピース
39ページ	動的治療
45ページ	デンタルフロス・歯間ブラシ・マウスウォッシュなど

監修

網野重人（あみの・しげと）

桜堤あみの歯科院長・理事長

1995年昭和大学卒業。1999年昭和大学大学院卒業、歯科博士号取得。2002年より昭和大学歯学部兼任講師、日本大学松戸歯学部兼任講師。2008年、桜堤あみの歯科開院。日本歯科専門医機構認定小児歯科専門医。おもな著書に『子どもの歯を健康に育てる方法：小児歯科専門医がやさしく教える』(現代書林)、『小児歯科専門医と認定歯科衛生士が矯正治療について教える 子どもの歯並びをよくする方法』(共著、現代書林) などがある。

原田奈名子（はらだ・ななこ）

桜堤あみの歯科副院長

2009年神奈川歯科大学卒業。2017年東北大学大学院歯学研究科小児発達歯科学分野卒業、歯科博士号取得。同年より東北大学大学院歯学研究科非常勤講師、桜堤あみの歯科に勤務。

編集・制作
株式会社桂樹社グループ（狩生有希）、片倉まゆ

装丁・本文デザイン
大悟法淳一、武田理沙、石井里実
（ごぼうデザイン事務所）

執筆
菅原嘉子

イラスト
WOODY　寺平京子

協力
中西眞知子（桜堤あみの歯科）

写真協力
鹿児島大学病院矯正歯科（教授：宮脇正一、歯科医師：大賀泰彦、楠元淳也、山西沙祐里、丸谷佳菜子、山形勁太）

おもな参考文献

網野重人『子どもの歯を健康に育てる方法：小児歯科専門医がやさしく教える』(現代書林)
網野重人、中西眞知子『小児歯科専門医と認定歯科衛生士が矯正治療について教える 子どもの歯並びをよくする方法』(現代書林)
井上美津子『子どもの歯と口のトラブルQ&A』(医学情報社)
東京医科歯科大学最先端口腔科学研究推進プロジェクト『新しい歯の教科書：口内環境は、全身の健康につながる』(池田書店)
厚生労働省「e-ヘルスネット」
https://www.e-healthnet.mhlw.go.jp/information/teeth（2024年6月3日確認）

教えて歯医者さん！ 調べて守る歯の話
第2巻　むし歯や矯正の治療

2024年9月24日　初版第1刷発行

発行人　泉田義則
発行所　株式会社くもん出版
　　　　〒141-8488
　　　　東京都品川区東五反田2-10-2東五反田スクエア11F
　　　　電話　03-6836-0301（代表）
　　　　　　　03-6836-0317（編集）
　　　　　　　03-6836-0305（営業）
　　　　ホームページ　https://www.kumonshuppan.com
印刷所　TOPPANクロレ株式会社

NDC497・くもん出版・48P・28cm・2024年 ISBN978-4-7743-3742-5
© 2024 KUMON PUBLISHING Co.,Ltd. Printed in Japan